学び始めに最適!!

筋肉の
しくみ・はたらき
ゆるっと事典

監修 **坂井建雄** 順天堂大学保健医療学部特任教授

イラスト **德永明子** メディカルイラスト **阿久津裕彦**

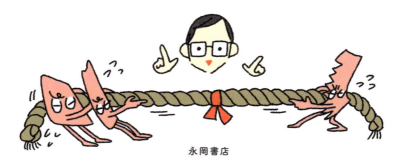

永岡書店

KINNIKU JITEN

まえがき

　これからの時代は、何といっても筋肉が大切です、そして面白いんです！　何よりもスポーツの好きな若い人にとっては、自分の筋肉をよく知ることが自分の身体を上手にきたえるのに役立ちます。それだけではありません。医療が進歩して多くの人が長生きできる現代では、筋肉の働きを維持して身体を動かすことが、健康で快適な生活につながってくるのです。じっさい、サルコペニアといって、年齢や病気によって筋肉量が減って、身体の機能が低下する状態が注目されています。またロコモティブシンドローム（運動器症候群）では、運動器の障害のために「立つ」、「歩く」といった働きが低下した状態が大きな問題となっています。

　人間の身体には206個の骨がありますが、筋肉の数はその何倍もあって、筋肉について学ぶのは何だか面倒くさくてやっかいに思えるかも知れません。筋肉にはそれぞれ難しそうな名前がついていて、ひとつずつ覚えなければいけません。筋肉は収縮して身体を動かしますが、その働きを理解するには、筋の両端がくっついている骨格の部位を正確に知っておくことが必要です。また筋肉を支配する神経についても学ばないといけません。

この本は、筋肉について知りたいけれど何だか難しそうだと思っている人たちに、まず筋肉と仲良くなってもらい、好きになってもらうために作りました。筋肉はそれぞれ個性的で、面白い特徴があります。それをキャラクターのようにマンガで紹介してもらい、また筋肉についての基本知識を簡潔なまとめと分かりやすい解剖イラストで示しました。

　一見して気むずかしそうに思える筋肉ですが、この本をきっかけとして、多くの人たちが筋肉を好きになり、筋肉についての知識と理解が広まることを願っています。

2018年6月
坂井建雄

筋肉について教えてくれる先生

坂井建雄先生

東京大学医学部助教授や順天堂大学医学部教授を歴任してきた、とっても有名な先生。『プロメテウス解剖学アトラス』（めっちゃ分厚い医学書）など、解剖学の学習に不可欠な教科書をめちゃくちゃたくさんつくってきたスーパーティーチャー。

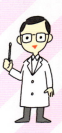

本書の特徴と使い方

本書を"お値段以上に効率良く役立てて"もらうためのコツを紹介します。

まとめて覚えよう

単体で学ぶよりもセットで覚えたい筋肉は、ひとグループにまとめて紹介しているよ

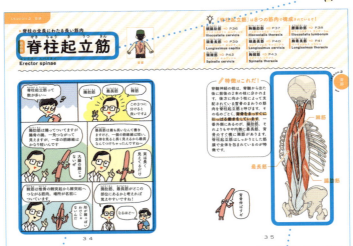

マンガだけなら読めるかも

マンガならすんなり頭に入ってくる人も多いでしょ。勉強に疲れたらマンガで休憩〜

こだわりのメディカルイラスト

難解すぎず易しすぎない究極のメディカルイラストですよ。筋肉の位置が分かりやすいですね

一緒に勉強する"坂井ゼミの生徒"たち

オサム

「ちょろい」筋肉へのフォローも忘れない心優しい青年。優しすぎてついついみんなにいじられるのんびり屋さん

タカ

筋トレマニアの筋肉オタク。冬でもタンクトップで筋肉自慢を欠かさない。効率の良い筋肥大のために筋肉を学ぶことを決意

筋肉名は日本語と英語に対応。ルビつきだから「読めなくてやる気無くした」なんて言わせない！

日本語も英語も大事

主な働きや支配神経も充実。日常動作も併記されているから実際に動いてみると良いかも

筋肉の詳細も網羅

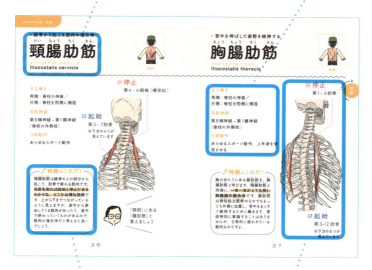

筋肉の特徴をコンパクトにまとめました。最低限覚えておきたいことがつまっていますよ

特徴をおさえよう

起始・停止もばっちり指示。「なんとなくこのあたり」じゃないから勉強にも役立つぞ

妥協なしの起始・停止位置！

アキコ

美容とつくものは右から左まで試したいイマドキの女の子。最近流行の適度に筋肉のついた美ボディを目指して勉強に励む

ヤス

スポーツ経験ゼロ。特技はナンパとDJ。筋肉には縁がなかったが、ちょっぴり気になるアキコを追いかけて坂井ゼミに

※肋骨や椎骨にくっつく筋肉は起始・停止が上下にズレることがあります
※イラストの都合上、起始・停止が図示できないものがあります

筋肉のしくみ・はたらきゆるっと事典
CONTENTS

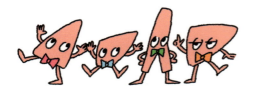

LESSON 1　はじめに　9

はじめに　筋肉と骨・神経・関節の関係性　10
神経　　　神経と筋肉の関係性・種類　12
骨　　　　骨の構造と役目　16
関節　　　関節の構造と働き　20
筋肉　　　筋肉の本体構造と仕組み　24

LESSON 2　背部　31

背部に登場する筋肉　32
脊柱起立筋　34／頸腸肋筋　36／胸腸肋筋　37／腰腸肋筋　38／頭最長筋　39／頸最長筋　40／胸最長筋　41／頸棘筋　42／胸棘筋　43
横突棘筋　44／回旋筋　46／多裂筋　47／頭半棘筋　48／頸半棘筋　49
胸半棘筋　50／頭板状筋　51／頸板状筋　52／上後鋸筋　53／下後鋸筋　54

LESSON 3　胸部　55

胸部に登場する筋肉　56
大胸筋まわりの筋肉　58／大胸筋　60／小胸筋・鎖骨下筋　61／外肋間筋　62／内肋間筋　63
横隔膜　64
ローテーターカフ　66／小円筋　68／棘上筋　69／棘下筋　70／肩甲下筋　71

6

LESSON 4　腹部　73

腹部に登場する筋肉　74
外腹斜筋　76 ／内腹斜筋　78 ／腹横筋　80 ／腹直筋　82 ／腰方形筋　84

LESSON 5　骨盤部　87

骨盤部に登場する筋肉　88
骨盤底筋群　90
名前だけ覚えておきたい骨盤部の筋肉　92

LESSON 6　上肢　95

上肢に登場する筋肉　96
上腕二頭筋まわりの筋肉　98 ／上腕二頭筋　100 ／腕橈骨筋・上腕筋　101 ／
上腕三頭筋と肘筋　102 ／上腕三頭筋　104 ／肘筋　105 ／三角筋　106
広背筋まわりの筋肉　108 ／広背筋　110 ／大円筋・烏口腕筋　111 ／僧帽筋　112 ／前鋸筋　114
肩甲骨まわりの筋肉　116 ／肩甲挙筋　118 ／大菱形筋　119 ／小菱形筋　120 ／円回内筋　121 ／方形回内筋　122 ／回外筋　123
手根屈筋と長掌筋　124 ／長掌筋　126 ／橈側手根屈筋・尺側手根屈筋　127
手根伸筋　128 ／尺側手根伸筋　130 ／長橈側手根伸筋・短橈側手根伸筋　131
指を曲げる筋肉　132 ／浅指屈筋　134 ／深指屈筋　135 ／長母指屈筋　136
母指伸筋と母指外転筋　138 ／長母指外転筋　140 ／短母指伸筋・長母指伸筋　141 ／母指球を形成する筋肉　142 ／短母指外転筋　144 ／母指内転筋　145
短母指屈筋・母指対立筋　146 ／総指伸筋　147 ／示指伸筋　148 ／小指伸筋　149
小指の筋肉　150 ／短小指屈筋　152 ／小指外転筋・小指対立筋　153
骨間筋と虫様筋　154 ／虫様筋　156 ／掌側骨間筋　157 ／背側骨間筋　158

LESSON 7 下肢 159

下肢に登場する筋肉 160
腸腰筋 162／大腰筋 164／小腰筋・腸骨筋 165
お尻まわりの筋肉 166／大殿筋 168／中殿筋・小殿筋 169
外旋筋群 170／梨状筋 172／上双子筋 173／下双子筋 174／内閉鎖筋 175／外閉鎖筋 176／大腿方形筋 177
内転筋群 178／大内転筋 180／薄筋 181／恥骨筋 182／長内転筋・短内転筋 183
大腿四頭筋 184／大腿直筋 186／内側広筋 187／外側広筋 188／中間広筋 189／大腿筋膜張筋 190／縫工筋 191
ハムストリング 192／大腿二頭筋 194／半膜様筋・半腱様筋 195
下腿三頭筋 196／腓腹筋 198／ヒラメ筋 199／膝窩筋 200／足底筋 201
足の屈筋と後脛骨筋 202／後脛骨筋 204／長母趾屈筋・長趾屈筋 205
足の伸筋と前脛骨筋 206／長趾伸筋 208／前脛骨筋・長母趾伸筋 209
腓骨筋群 210／長腓骨筋 212／短腓骨筋 213／名前だけ覚えておきたい足の筋肉 214

LESSON 8 頭頸部 217

頭頸部に登場する筋肉 218
胸鎖乳突筋 220／斜角筋群 222／前斜角筋 224／中斜角筋・後斜角筋 225／椎前筋と後頭下筋群 226
咀嚼筋 228／側頭筋 230／咬筋 231／外側翼突筋 232／内側翼突筋 233／顔の表情をつくりだす筋肉 234／眼輪筋 238／口輪筋 240／頬筋 242／広頸筋 244
名前だけ覚えておきたい頭頸部の筋肉 246

巻末付録 筋肉暗記リスト 248

LESSON 1

はじめに

[Introduction]

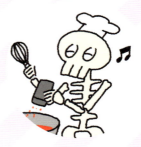

LESSON1 はじめに

はじめに 筋肉と骨・神経・関節の関係性

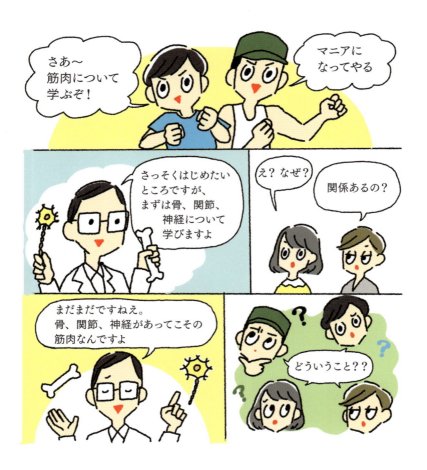

LESSON 1 はじめに Introduction

筋肉について知りたいのに、骨や神経なんて面倒くさい……なんて思っていませんか？

……実は、ちょっと……ね。

骨や神経は筋肉とは別物じゃないの？

筋肉はカラダを動かすものですよね。でも、骨や神経がなければ筋肉は動くことができない。筋肉を理解するためのバックグラウンドとして、これらの働きについて知っておく必要があるのです。

筋肉は単体では動けない！ チームワークの賜物

カラダを動かすということにあたっては、骨と関節がないと筋肉は動くことができません。しかもそれには、神経が指令を与えないといけません。筋肉を理解するためには、これらの働きを理解することが必要不可欠です。筋肉は単体では役にたちません。チームで動いているのです。チームの主役ですが、主役だけでは舞台はできませんよね？

LESSON1 はじめに

神経 神経と筋肉の関係性・種類

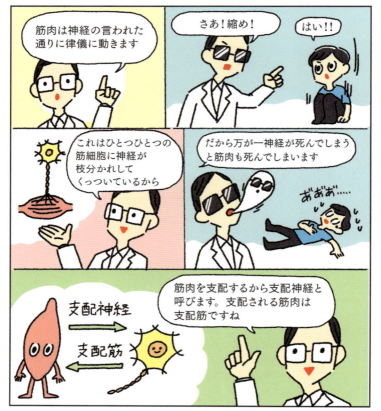

筋肉に指示を与える神経は「運動神経」と「感覚神経」の二種類あります。

LESSON 1 はじめに Introduction

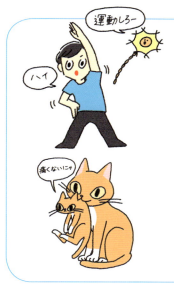

▶ 運動神経

骨格筋を働かすために指令をだす神経です。「運動神経が良いね」というのは、脳内の運動をつかさどる部分が優れているね、ということですね。

▶ 感覚神経

感覚神経の末端には筋紡錘（きんぼうすい）という感覚装置があります。動物が赤ん坊をくわえて移動することがありますね。これは筋紡錘のセンサーのおかげで力の強さを加減できるからです。

骨格筋は神経の指示通りに動くことができる

神経と筋肉はかならず対応しています。だから、骨格筋は神経の言われたとおりに動くのです。筋細胞の一個一個に神経が到着しているので、神経が「縮め！」と命令をだしたら、「はい！縮みます！」と、とても律儀に忠実に縮みます。逆に考えれば、神経なしでは筋肉は動くことができません。筋肉に到達している神経は、運動神経と感覚神経の二種類がメインです。しかし、筋肉には血管が通っていますよね。その血管には自律神経も届いています。ですので、三種類目のこの自律神経も覚えておきましょうね。

13

LESSON1 はじめに

これが神経が「筋肉に指示を伝える仕組み」かぁ。神経の枝の一本一本が何本もの筋線維を支配しているんだね。

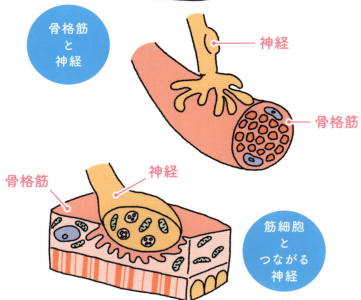

骨格筋と神経

神経

骨格筋

骨格筋

神経

筋細胞とつながる神経

ひとつの筋細胞につき ひとつの神経が指令をだす

脊髄から伸びるひとつの神経細胞は、途中までは一本なのですが、筋線維に到達する手前で枝分かれします。うんと長い筋肉があっても、必ずその真ん中あたりに神経がきて、その後に枝分かれしています。そのため、ひとつの筋細胞につきひとつの神経がくっついているのです。ひとつの運動神経細胞が何本もの筋線維を支配しているので、その運動神経細胞が支配する筋線維のグループは、神経の命令によっていっきに縮みます。私たちがこれだけ緻密にカラダを動かすことができるのは、こんな"からくり"が、カラダのなかにあるからなのですね。

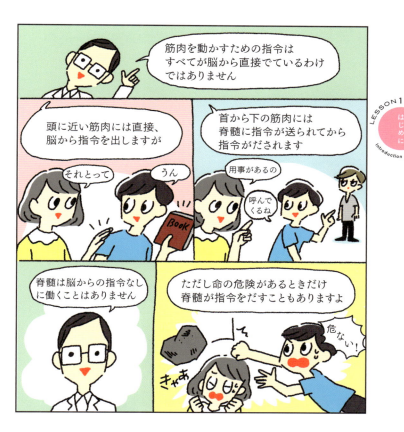

顔（脳）に近い場所は直接、首から下は脊髄から神経が伸びているんだね。筋肉を直接支配する神経は、脊髄にあるのかあ。

脊髄にある運動神経に、さらに指令を与えているのが脳ですね。

LESSON1 はじめに

骨　骨の構造と役目

骨の構造と役目を学ぶことで、筋肉との関係性が分かるみたい。

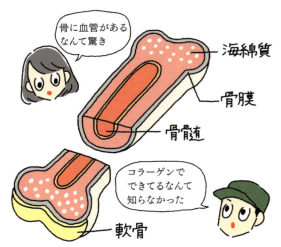

骨はコラーゲンが主成分となった結合組織の一種

骨は結合組織の親戚です。たっぷりのコラーゲンの上にカルシウムが乗っかっています。中心には縦に血管が通り、同心円状に骨の細胞が配列されていますね。そして、ここがポイント。神経は骨の内部ではなく表面の骨膜を通っています。骨折したときになぜ痛いのかというと、骨が折れて表面の神経を刺激するからなのですね。

カラダを支えるだけが骨の仕事じゃないんだな。見てみようぜ。

LESSON 1
はじめに
Introduction

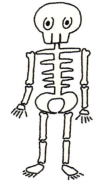

▶ **カラダを支える**

もっとも有名な骨の働きですね。骨がなければカラダはぶよぶよ。歩いたり走ったりするどころか、立ち上がることもできません。

▶ **血液の細胞をつくりだす**

骨は造血組織も備えていますよ。骨の内部にある骨髄では、白血球、赤血球、血小板といった血液の細胞がつくられています。

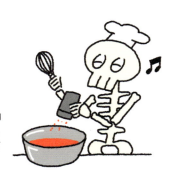

▶ **カルシウムを貯蔵する**

骨はカルシウムをたくさん蓄えることができるので、貯蔵庫の役割も果たします。カラダのカルシウムの99％は骨にあるのです！

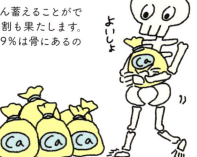

LESSON1 はじめに

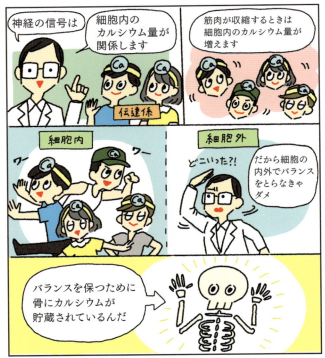

細胞内のカルシウムが信号をだして筋肉が収縮する

神経細胞や筋肉の細胞は、細胞のなかにあるカルシウム量で信号を伝達しています。筋肉が収縮するとき、細胞のなかにカルシウム量が増えるんです。だから、細胞の内外では常にカルシウムの量を一定のレベルで保つ必要があります。口から摂取するカルシウム、腎臓から排出するカルシウム、骨に貯蔵されているカルシウムでバランスをとるのが骨の役目なのですね。

「身長を伸ばしたいなら牛乳を飲みなさい」ってよく言われてきたけど、関係あるの?

LESSON 1 はじめに Introduction

身長が伸びる=骨の長さが伸びるのには、ヒミツがあるんです。実は、思春期頃まで、ヒトの骨の骨端には軟骨の板が挟まっています。

軟骨の板が成長するってこと?

増殖して、増えた軟骨は次々に骨に置き換わります。思春期が終わる頃にはこの軟骨が完全になくなってしまうので骨もできない。身長の伸びも止まってしまうというわけです。

でも、骨は常にリニューアルされているんだよね?

その通り! 絶えず組織がつくりかえられて古い骨は新しい骨に置き換わっています。そのために必要なのがカルシウムです。

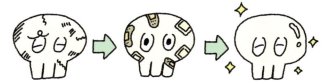

骨は常に新しいものにリニューアルされ続けている(今この瞬間も!)。しかし、加齢にともなってそのスピードが落ちていくため、骨粗しょう症といったトラブルが起きやすくなるのだ。

LESSON1 はじめに

関節　関節の構造と働き

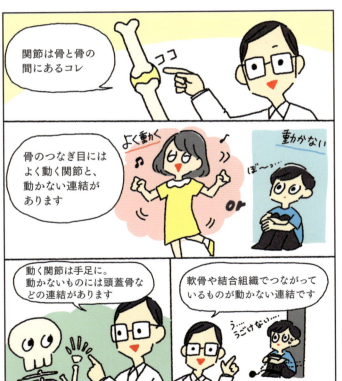

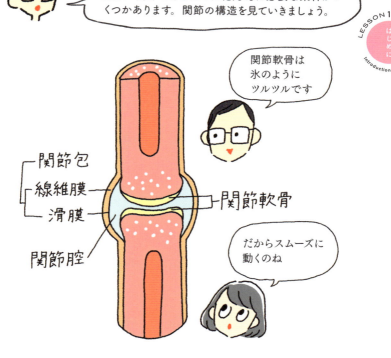

骨同士が接触する部分は関節軟骨でコーティングされている

骨と骨のあいだにある空間は「関節腔」と呼ばれ、「関節包」という袋で包まれています。なかには潤滑液が入っていますが、この液体を分泌しているのが滑膜です。そして、骨と骨が接触している部分は動くことですり減ってしまうので、関節軟骨でコーティングされています。軟骨はとても滑らかで、関節のすべりを良くする働きがあります。これでご機嫌な関節の完成です！

LESSON1 はじめに

カラダの部位によって動く方向や幅は制限されているわよね。それって関節の構造が関係しているんですって！

▶ 蝶番関節（一軸性）

名前を見ての通り、蝶つがいのように一方向だけに動く関節です。もっとも有名なのがヒジやヒザですね。

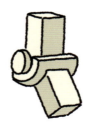

▶ 楕円関節（二軸性）

三つの関節の中ではちょうど中間的な関節だと言えますね。手首は曲げ伸ばしと横方向にしか動かない。これが二軸性関節の特徴です。

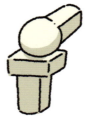

▶ 球関節（多軸性）

肩関節や股関節はこのように、ボールと受け皿のような関節をしています。どの方向にでも自由自在に動くことができますよね。

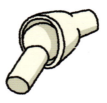

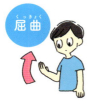
屈曲
骨と骨の間の角度を
0度に近づける

伸展
骨と骨の間の角度を
180度に近づける

回外
前腕を外側に開く

LESSON 1
はじめに
Introduction

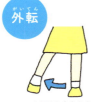
外転
カラダの中心から
手や脚を遠ざける

内転
カラダの中心に
手や脚を近づける

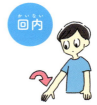
回内
前腕を内側に閉じる

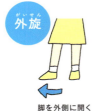
外旋
脚を外側に開く

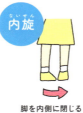
内旋
脚を内側に閉じる

カラダの軸に、遠ざけるのか（外側に向ける）、近づけるのか（内側に向ける）と考えましょう

カラダの筋肉は伸筋と屈筋が必ず向かい合っている

伸ばす働きをする筋肉を「伸筋」、曲げる働きをする筋肉を「屈筋」と呼びます。かならず伸筋と屈筋は向かいあっていて、片一方が縮むと反対側が伸ばされるという仕組みになっているのです。ちゃんとペアになっていないとカラダの自由が効かないのですね。メインで動く筋肉を主動筋と呼び、反対側を拮抗筋と呼びます。

LESSON1 はじめに

筋肉　筋肉の本体構造と仕組み

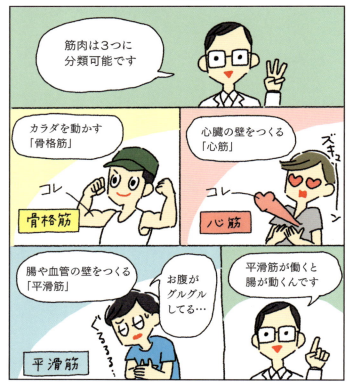

筋肉全体の構造を解説します。ここまでに学んできた骨や関節と密接な関係があることが分かると思います。

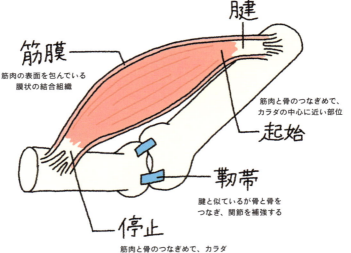

筋肉の端にあり、筋と骨をつなぐ役割を持つ

腱

筋膜

筋肉の表面を包んでいる膜状の結合組織

筋肉と骨のつなぎめで、カラダの中心に近い部位

起始

靭帯

腱と似ているが骨と骨をつなぎ、関節を補強する

停止

筋肉と骨のつなぎめで、カラダの中心から遠い部位

LESSON 1 はじめに Introduction

筋肉の両端が骨にくっついているから骨が動かないと筋肉は動かせないんだ〜

腱を通してくっついていることもあるみたい。関節が動かなければ骨は動かない、骨が動かなければ筋肉も動かないってことね。

LESSON1 はじめに

次に筋線維について学びます。筋肉の収縮を理解する上で知っておきたい知識です。

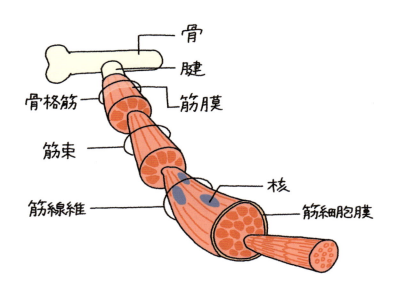

骨格筋のひとつの細胞にたくさんの核を持つのが特徴

「筋線維＝筋細胞」。つまり、筋肉は一個の細胞なのです。並外れて巨大な細胞なので、たくさん核がつまっていますよ。これが骨格筋の特徴です。平滑筋や心筋は一個の細胞に一個の核しかありません。ちなみに、横隔膜は骨格筋だって知っていましたか？ 呼吸は意識せずにやっているように感じますが、実は、脳から常に指令が向かっていて、その通りに動いているのです。

「筋肉が収縮する」っていうけど、どういう仕組み？

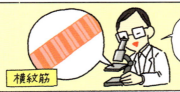
骨格筋と心筋を顕微鏡でみると横縞が見えます

横紋筋

横縞がある筋肉は、伸び縮みに限界がある

コレ以上はムリ…!!

筋肉のなかに、太いフィラメントと細いフィラメントが互い違いに整列しています

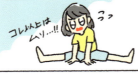

太いフィラメントの間に細いフィラメントが滑り込むと筋肉が縮みます

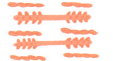

のっぺり

平滑筋

フィラメントがきちんと並んでいない平滑筋は横縞が見えません

フィラメントとは、細い線維のこと。筋線維のなかには「太いフィラメント」と「細いフィラメント」が互い違いに配列されています。

フィラメントがいくつも集まって細胞のなかにつまってるの？

そうですね。フィラメントの集合体を筋原線維と呼びます。細胞内のフィラメントが滑り込むことで筋肉が収縮すると覚えておけばOKです。

LESSON 1 はじめに Introduction

LESSON1 はじめに

「筋膜リリース」なんてストレッチが流行したけど、そもそも筋膜って何？

「筋膜」は筋肉を保護するために存在しています。

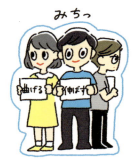

じゃあ筋膜がないと筋肉は傷ついてしまうの？

外傷から守るというイメージよりも、筋肉の形を保つためといった方がしっくりきますね。

筋膜がないとバラバラになってしまうのね！

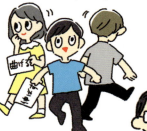

だから、全ての骨格筋は筋膜で包まれています。筋膜がないとあちこちにはみだしてしまい、とても危険なのです。

筋膜を動かすことによって柔軟性を高めることができる

筋膜とは筋肉の表面にある結合組織のこと。筋肉を保護し、筋肉の形を保つ役目を担っています。上肢や下肢の筋肉は、曲げる筋肉と伸ばす筋肉でグループが分かれています。それぞれの筋肉をしっかりと包んで、コンパートメントに分けているのが筋膜なのです。

筋肉の名前って漢字ばっかりだし、覚えにくいよな。でも実は、ある規則性にもとづいて名前がつけられているんだって！ これが分かれば暗記もしやすくなるぜ。

筋肉の名称の覚え方

筋肉のある部位による名称	胸、上腕、側頭など、その筋肉がある部位が名称のなかに含まれている （上腕筋／広背筋／大胸筋など）
筋肉の形状にもとづいた名称	三角、菱形、鋸状、など、筋肉の形にもとづいて名称がつけられている （三角筋／菱形筋／前鋸筋など）
筋肉の作用にもとづいた名称	伸展、屈曲、内転、外転、など、筋肉の動き方によって名称がつけられている （外転筋群／内転筋群／深指屈筋など）
起始・停止の場所による名称	起始・停止の場所が名称に含まれている （腕橈骨筋／胸鎖乳突筋など）
筋肉の走行による名称	斜め、横、水平、など、筋肉の走行の仕方によって名称がつけられている （腹斜筋／腹横筋など）
筋頭・筋腹の個数にもとづいた名称	二頭、三頭、など、筋頭の数が名称に含まれている （上腕二頭筋／上腕三頭筋など）
形容詞にもとづいた名称	大・中・小、長・短といった筋肉の特徴を形容する言葉が名称に含まれている （大殿筋／小円筋／長母指屈筋など）

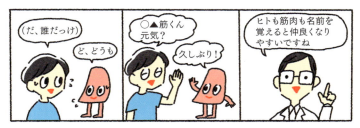

筋肉の働きや場所は、実は、名前を見れば一目瞭然なケースがほとんど。規則性が分かれば理解もより深めやすくなりますよ！

知っておくと得をするワンポイント

坂井先生の「ありがた〜いお言葉」

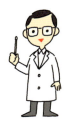

謎の暗号にビビることなかれ。
慣れてしまえば
案外覚えやすくなる

本書では筋肉の起始・停止位置、支配神経、作用までを細かに紹介しています。そのなかでC1やT1、MCPやPIPなどアルファベットと数字を組み合わせた謎の暗号が併記されている場合があります。「日本語だけでも手一杯なのに、英語まででてきてうんざりだ……！」なんてヒトもいるかもしれませんが、実は、この暗号、意味さえ分かってしまえばとっても便利な略号。筋肉の勉強をはじめる前に右の表をチェックしておくことをオススメします。

起始・停止の暗号
C1〜C7　第1〜7頸椎
T1〜T12　第1〜12胸椎
L1〜L5　第1〜5腰椎

支配神経の暗号
C　頸神経
T　胸神経
L　腰神経
S　仙骨神経

関節名の暗号
MCP　中手指節間関節（指のつけ根にある関節）
PIP　近位指節間関節（指の第2関節）
DIP　遠位指節間関節（指の第1関節）
CMC　手根中手関節（手の甲の根元の関節）

知っても得はしない ありがた〜くはないお言葉

解剖学で重要視されるのは筋肉の「場所」、スポーツ関係者が学びたいのは筋肉の「働き」（どっちも載ってるこの本ってスゴくない？）。

LESSON 2
背部
[Back]

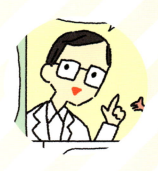

LESSON 2 背部

LESSON 2 背部 [Back]
に登場する筋肉

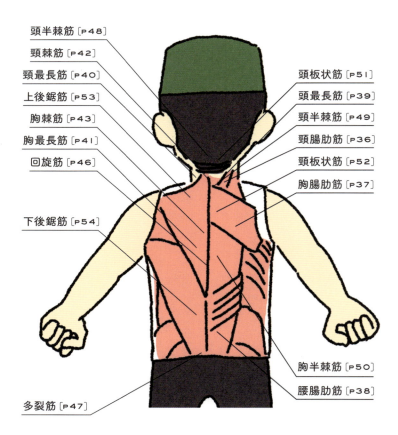

- 頭半棘筋 [P48]
- 頸棘筋 [P42]
- 頸最長筋 [P40]
- 上後鋸筋 [P53]
- 胸棘筋 [P43]
- 胸最長筋 [P41]
- 回旋筋 [P46]
- 下後鋸筋 [P54]
- 多裂筋 [P47]
- 頭板状筋 [P51]
- 頭最長筋 [P39]
- 頸半棘筋 [P49]
- 頸腸肋筋 [P36]
- 頸板状筋 [P52]
- 胸腸肋筋 [P37]
- 胸半棘筋 [P50]
- 腰腸肋筋 [P38]

教えて！坂井先生

背部にある筋肉の特徴 & 豆知識

LESSON 2
背部
Back

脊柱起立筋は 背骨を直立させる働きがあります。脊髄神経は背骨からでて、前後の枝に分かれているんですが、この後ろのほうの枝が支配している、ということを覚えておいてくださいね。

はい！ この筋肉は背中に縦にまっすぐ伸びた大きな筋肉として有名ですよね。

名前はとっても有名ですが、後枝に支配されている筋肉って実は"ちょろい"んです。

え〜前の筋肉も後ろの筋肉もほぼ対等に見えるけどな？

なぜ対等のフリをしているかというと、それは、かつてヒトが魚だった頃にまでさかのぼります。サンマを思い出してみましょう。開いてみると前（上）も後ろ（下）も対等ですよね。この昔のおもかげが残っているからなのです。

LESSON 2　背部

▶ 脊柱の全長にわたる長い筋肉

複合筋 **脊柱起立筋**
せきちゅうきりつきん

エレクター スパイネイ
Erector spinae

背部

脊柱起立筋って数が多い〜

腸肋筋　最長筋　棘筋

この3つに分けると良いですよ

腸肋筋は腸ってついてますが腸骨の腸。一見つながって見えますが、一本の筋線維はかなり短いんです

大腸の腸じゃないぜ

最長筋は最も長いなんて書きますけど、一個の筋線維は短い。全体を見ると長く見えるから最長なんてつけちゃったんですね〜

実は長く見えるだけ

棘筋は椎骨の棘突起から棘突起へつながる筋肉。場所が名前についています

形が棘っぽいわけじゃないんだ

腸肋筋、最長筋がどこの部位にあるかと考えれば覚えやすいですね！

なるほど〜

34

「脊柱起立筋」は8つの筋肉で構成されているぞ！

頸腸肋筋 ⇨ P36
イリオコスタリス セルヴィシス
Iliocostalis cervicis

胸腸肋筋 ⇨ P37
イリオコスタリス ソラシス
Iliocostalis thoracis

腰腸肋筋 ⇨ P38
イリオコスタリス ランボーラム
Iliocostalis lumborum

頭最長筋 ⇨ P39
ロンギッシムス キャピティス
Longissimus capitis

頸最長筋 ⇨ P40
ロンギッシムス セルヴィシス
Longissimus cervicis

胸最長筋 ⇨ P41
ロンギッシムス ソラシス
Longissimus thoracis

頸棘筋 ⇨ P42
スピナリス セルヴィシス
Spinalis cervicis

胸棘筋 ⇨ P43
スピナリス ソラシス
Spinalis thoracis

特徴はこれだ！

脊髄神経の枝は、脊髄から出た後に前後の2本の枝に分かれます。後方に向かう枝によって支配されている背骨のまわりの筋肉を脊柱起立筋と呼びます。その名のごとく、**背骨をまっすぐに引っぱる働きをしています**。一番外側にあるのが、腸肋筋。それよりもやや内側に最長筋、背骨のすぐ横に棘筋があります。脊柱起立筋はしっかりとした筋膜で全体を包まれているのが特徴です。

LESSON 2 背部 Back

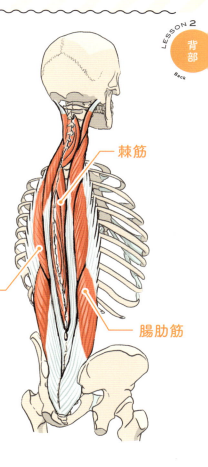

棘筋

最長筋

腸肋筋

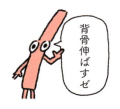

背骨伸ばすぜ

LESSON 2　背部

▶ 腸骨から起こる筋肉の複合体

頸腸肋筋
けい ちょう ろく きん

イリオコスタリス セルヴィシス
Iliocostalis cervicis

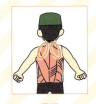
背部

主な働き
両側：脊柱の伸展／
片側：脊柱を同側に側屈

支配神経
第8頸神経 – 第1腰神経
（後枝の外側枝）

日常動作
あらゆるスポーツ動作

☑ **停止**
第4-6頸椎（横突起）

☑ **起始**
第3-7肋骨
※下方の4つが
見えています

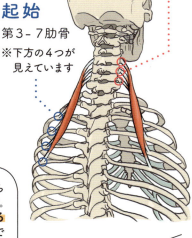

🖉 特徴はこれだ！

腸肋筋は腸骨の上の部分から起こり、肋骨で終わる筋肉です。**名前を見れば起始と停止がまるわかりな、どこかお得な筋肉で**す。上から下までつながっているように見えますが、途中から参加してくる筋肉があったり、途中で終わっていくものがあるので、筋肉の複合体だと考えると良いでしょう。

「頸部」にある
「腸肋筋」と
覚えましょう

▶ 背中を伸ばして姿勢を維持する

胸腸肋筋
きょう ちょう ろく きん

イリオコスタリス ソラシス
Iliocostalis thoracis

背部

LESSON 2 背部 Back

主な働き
両側：脊柱の伸展／
片側：脊柱を同側に側屈

支配神経
第8頸神経 – 第1腰神経
（後枝の外側枝）

日常動作
あらゆるスポーツ動作、上半身を安定させる

🖋 特徴はこれだ！
胸のあたりにある腸肋筋を、胸腸肋筋と呼びます。頸腸肋筋と同様に、**一本一本がとても短い筋線維の複合体**です。腸肋筋は脊柱起立筋群のなかでもっとも外側に位置し、背中をまっすぐ維持するために働きます。普段特別に意識することはありませんが、日常的に使われている筋肉なのですよ。

☑ **停止**
第1-6肋骨

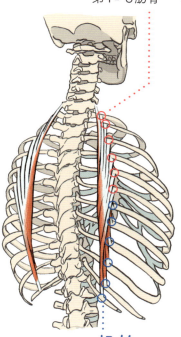

☑ **起始**
第3-12肋骨

※下方の6つが見えています

LESSON 2　背部

▶ 日常生活全般で働く腰まわりの腸肋筋

腰腸肋筋
イリオコスタリス ランボーラム
Iliocostalis lumborum

背部

主な働き
両側：脊柱の伸展／
片側：脊柱を同側に側屈

支配神経
第8頸神経 - 第1腰神経
（後枝の外側枝）

日常動作
あらゆるスポーツ動作

☑ **停止**
第6-12肋骨、
胸腰筋膜（深葉）、
上位腰椎（横突起）
※上方の5つが見えています

☑ **起始**
仙骨、腸骨稜、
胸腰筋膜

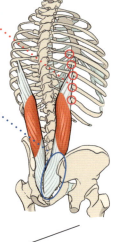

特徴はこれだ！

腸骨稜からはじまり、肋骨まで伸びる腸肋筋が、腰腸肋筋です。ご想像のとおり、作用や筋肉の構造は、他の頸腸肋筋（p36）、胸腸肋筋（p37）とほぼ同じです。**姿勢の維持のほかに、歩行動作など日常生活全般で働いている**筋肉だと言えますね。

カラダを横に
倒す働きも
あるんだって〜

▶「長」ってついているのに短い筋線維の複合体

頭最長筋
Longissimus capitis
ロンギッシムス キャピティス

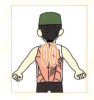
背部

LESSON 2 背部 Back

主な働き
両側：頭部の後屈／
片側：頭部を同側に側屈・回旋

支配神経
第1頸神経 – 第5腰神経
（後枝の外側枝）

日常動作
上半身を安定させる、あらゆるスポーツ動作

🖊特徴はこれだ！
最長筋も、腸肋筋と同様にひとつひとつの筋線維は短いです。**全体として見るととても長く見えるから、「最も長い筋肉」なんて名前がついちゃいました。**仙骨から起こるものもあれば、胸椎や首から起こるものもあります。途中参加と途中退場をくり返して、長く見える筋肉を形成しています。

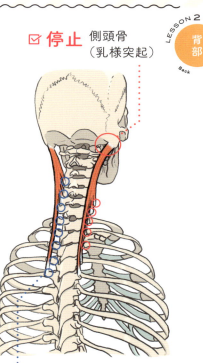

☑ 停止　側頭骨（乳様突起）

☑ 起始
第4-7頸椎（横突起、前結節）、第1-3胸椎（横突起）
※下方の5つが見えています

LESSON 2　背部

▶ 脊椎を固定し上半身を安定させる

頸最長筋
けい　さい　ちょう　きん
ロンギッシムス セルヴィシス
Longissimus cervicis

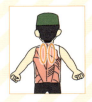
背部

主な働き
両側：脊柱の伸展／
片側：脊柱を同側に側屈

支配神経
第1頸神経 - 第5腰神経
（後枝の外側枝）

日常動作
上半身を安定させる、あらゆるスポーツ動作

☑ **停止**
第2-5頸椎
（横突起）

☑ **起始**
第1-6胸椎
（横突起）

📝 特徴はこれだ！

最長筋も腸肋筋と名前のつけられ方は同じ仕組みです。首にある最長筋を、頸最長筋と呼びます。胸最長筋（p41）よりも内側に位置し、**脊椎をしっかりと固定し上半身を安定させる働き**を持っています。日常生活だけでなく、あらゆるスポーツでも使われる筋肉ですね。

頸最長筋も一個一個の筋線維は短いのね

▶ 脊柱起立筋群のセンターポジション

胸最長筋

ロンギッシムス ソラシス
Longissimus thoracis

背部

LESSON 2 背部 Back

主な働き

両側：脊柱の伸展／
片側：脊柱を同側に側屈

支配神経

第1頸神経 – 第5腰神経
（後枝の外側枝）

日常動作

かがみこんだ姿勢から身体を起こす動作、姿勢を維持する、あらゆるスポーツ動作

✏️ 特徴はこれだ！

胸最長筋は、**脊柱起立筋群のなかでも中心部に位置する**筋肉です。腸肋筋と一緒に背中をまっすぐに伸ばして姿勢を維持するのに一役買っています。パッと見ただけでは頸最長筋（p40）との違いが分かりづらいかもしれませんが、腰から胸まで伸びているのが胸最長筋だと覚えましょう。

☑ **停止** 第2-12肋骨、腰椎（横突起）、胸椎（横突起）
※肋骨への停止が見えています

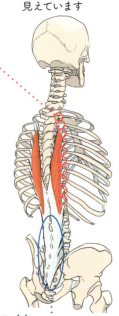

☑ **起始**
仙骨、腸骨稜、
腰椎（棘突起）、
下位胸椎（横突起）

LESSON 2 背部

▶ トゲトゲしていないのに「棘」ってついてる

頸棘筋
けいきょくきん

スピナリス セルヴィシス
Spinalis cervicis

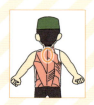
背部

主な働き
両側：頸胸部の脊柱を伸展／
片側：頸胸部の脊柱を同側に側屈

支配神経
脊髄神経の後枝

日常動作
姿勢を維持する、あらゆるスポーツ動作

☑ **停止** 第2-5頸椎（棘突起）

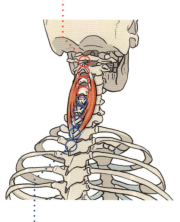

☑ **起始** 第5頸椎 - 第2胸椎（棘突起）

🖊 特徴はこれだ！

棘筋は椎骨の棘突起から起こって、棘突起で終わる筋肉です。決して、**トゲトゲしているから棘筋という名前がついたわけじゃありません**よ。鎖が連なっているように見えますね。頸棘筋も脊柱起立筋群の一部ですから、主な働きとしては、姿勢の維持ということになります。

形が独特だよね。胸棘筋とセットで覚えよう

42

▶ 脊柱起立筋群のもっとも深部で支えている

胸棘筋
きょうきょくきん

スピナリス ソラシス
Spinalis thoracis

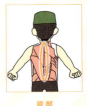
背部

☑ **停止** 第2-8胸椎
（棘突起の外側面）

LESSON 2
背部
Back

主な働き
両側：頸胸部の脊柱を伸展／
片側：頸胸部の脊柱を同側に側屈

支配神経
脊髄神経の後枝

日常動作
姿勢の維持、上半身を安定させる、かがみこんだ姿勢から身体を起こす、あらゆるスポーツ動作

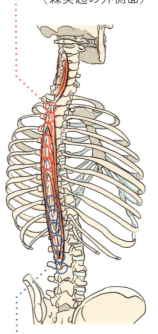

🖊 特徴はこれだ！
脊柱起立筋群と呼ばれる筋肉のなかで、もっとも内側にある筋肉です。深層にありますが、頸棘筋と一緒に姿勢を維持するために働いたり、上半身を安定させる力を備えています。**頸棘筋との見分け方は停止の位置**。棘突起から起こり、首のつけ根あたりで停止するのが胸棘筋です。

☑ **起始**
第10胸椎 - 第3腰椎
（棘突起の外側面）

LESSON 2　背部

▶ 頭の位置を保持するために働く筋肉チーム

複合筋
横突棘筋
トランス ヴェルゾスパイナリス
Transversospinalis

横突起から伸びます

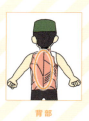
背部

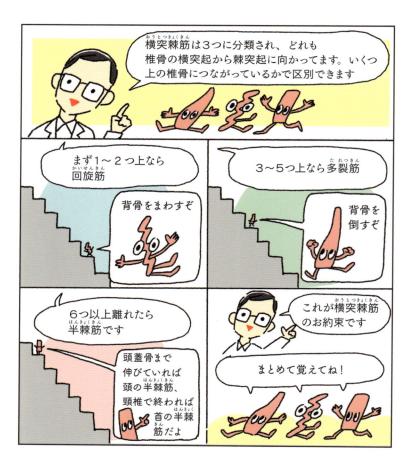

「横突棘筋」は5つの筋肉で構成されているぞ！

回旋筋 → P46
ロタトリス
Rotatores

多裂筋 → P47
マルチフィデュス
Multifidus

頭半棘筋 → P48
セミスパイナリス キャピティス
Semispinalis capitis

頸半棘筋 → P49
セミスパイナリス セルヴィシス
Semispinalis cervicis

胸半棘筋 → P50
セミスパイナリス ソラシス
Semispinalis thoracis

LESSON 2 背部 Back

特徴はこれだ！

椎骨の横突起から棘突起に向かって伸びる筋肉を横突棘筋と呼びます。回旋筋、多裂筋、半棘筋の3つに分類されますが、覚え方はとても簡単です。**起始の椎骨からいくつ上の高さの棘突起に伸びるかによって、名前がつけかわっているだけなのです**ね。それぞれの仕組みはほとんど変わりませんが、高さが違えばやや働きも違います。すぐ上ならば背骨をまわす程度、もっと上にいけば背骨を倒すことまでできる、といった感じでしょうか。

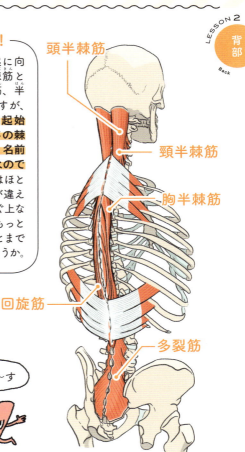

頭半棘筋
頸半棘筋
胸半棘筋
回旋筋
多裂筋

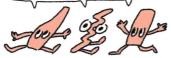

ボクらインナーマッスルで〜す

LESSON 2 背部

▶ 椎骨から1〜2つ上の棘突起へ伸びる

回旋筋
かい せん きん

ロタトリス
Rotatores

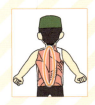
背部

主な働き
両側：頸部の脊柱を伸展／
片側：脊柱を反対側に回旋

支配神経
脊髄神経の後枝

日常動作
姿勢の維持

☑ **停止**
第6頸椎から
第11胸椎の棘
突起

☑ **起始**
第1-12胸椎

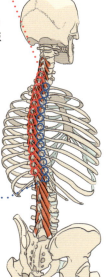

✎ **特徴**はこれだ！

横突棘筋を構成する筋肉は、ど
れも椎骨の横突起から棘突起に
向かっています。そのなかでも、
すぐ上の棘突起、もしくはふた
つ上の棘突起へ伸びている筋肉
を回旋筋と呼びます。**とても小
さな筋肉で、横突棘筋群のもっ
とも深層に位置しています。**主
に姿勢の維持や脊柱を安定化さ
せる働きを持ちます。

起始からどれだけ
離れるかで名前が
変わるんだね

46

▶ 椎骨から3〜5つ上の棘突起へ伸びる

多裂筋

マルチフィデゥス
Multifidus

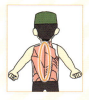

背部

LESSON 2
背部
Back

☑ 停止
第2頸椎以下の棘突起

主な働き
両側：頸部の脊柱を伸展／
片側：脊柱を同側に側屈させ、反対側に回旋

支配神経
脊髄神経の後枝

日常動作
姿勢の維持、背中を反らせる、跳躍、ダッシュなどのスポーツ動作

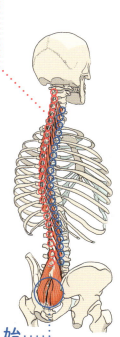

🖋 特徴はこれだ！
回旋筋（p46）と同様に横突棘筋群を構成する多裂筋は、**椎骨の横突起から起こり、3〜5つ上にある棘突起に伸びています**。いくつ離れているかが暗記のポイントですよ。脊柱起立筋（p34）や半棘筋（p48〜50）よりも深部に位置し、日常生活やスポーツで姿勢を維持するのに役立っていますね。

☑ 起始
第4頸椎 - 第5腰椎の横突起および仙骨

LESSON 2 背部

▶頭を反らせたり回旋させている

頭半棘筋
とう はん きょく きん

セミスパイナリス キャピティス
Semispinalis capitis

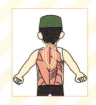
背部

主な働き
両側：頸胸部の脊柱を伸展、頭部の後屈（頭椎関節を安定化させる）／片側：頭部と頸胸部の脊柱を同側に側屈させ、反対側に回旋

支配神経
脊髄神経の後枝

日常動作
空を見上げる、
顔だけ後ろに振り向く

☑ **停止** 後頭骨（上項線と下項線の間）

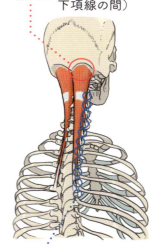

☑ **起始**

第4頸椎 – 第7胸椎
（横突起、関節突起）

📝 特徴はこれだ！

横突棘筋群に分類される半棘筋は、他の回旋筋（p46）や多裂筋（p47）とはやや仕組みが異なります。大切なことは、頭半棘筋と頸半棘筋のふたつに分かれるということ。見た目もかなり違いますよね。**横突起からはじまって頭蓋骨まで伸びている**のが、頭半棘筋です。

その働きから最長筋系に属するとも言われます

▶ 横突起からはじまり頸椎で終わる

頸半棘筋

セミスパイナリス セルヴィシス
Semispinalis cervicis

背部

LESSON 2 背部 Back

主な働き
両側：頸胸部の脊柱を伸展、頭部の後屈（頭椎関節を安定化させる）／片側：頭部と頸胸部の脊柱を同側に側屈させ、反対側に回旋

支配神経
脊髄神経の後枝

日常動作
ラグビーのスクラム、レスリングのタックル

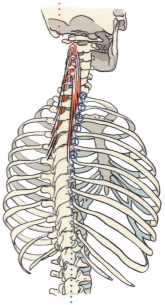

☑ 停止 第2-5頸椎（棘突起）

☑ 起始 第1-6胸椎（横突起）

✏ 特徴はこれだ！
横突起から起こって頸椎の棘突起に伸びているのが頸半棘筋です。頭半棘筋（p48）と名前は似ていますが、停止の位置がまったく違うので注意しましょうね。長い筋束であるほど首を曲げる力が強くなります。ラグビーでスクラムを組んだときに、頸部を守る働きもする筋肉です。

LESSON 2 背部

▶頭を後方へ回旋させるときに働く

胸半棘筋
きょう はん きょく きん

セミスパイナリス ソラシス
Semispinalis thoracis

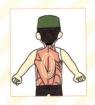
背部

主な働き
両側：頸胸部の脊柱を伸展、頭部の後屈（頭椎関節を安定化させる）／片側：頭部と頸胸部の脊柱を同側に側屈させ、反対側に回旋

支配神経
脊髄神経の後枝

日常動作
水泳のクロールにおける息継ぎ、空を見上げる、頭だけ後方へ向ける

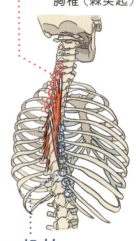

☑ **停止** 第6頸椎 - 第4胸椎（棘突起）

☑ **起始** 第6-12胸椎（横突起）

🖊 特徴はこれだ！

胸半棘筋の構造はいたってシンプルですよ。脊椎の上半分に位置し、横突起から起こって棘突起で停止しています。そう、回旋筋（p46）や多裂筋（p47）と同じですね。ただし、働きはちょっとだけ異なります。**水泳の息継ぎなど、見上げたり斜め後ろに顔を向けるときに使われている**のです。

一般的に「半棘筋」と呼ばれるのは胸半棘筋みたいよ

50

▶ 首を前後左右に回している

頭板状筋
Splenius capitis
スプレニウス キャピティス

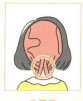

後頭部

LESSON 2 背部 Back

主な働き
両側：頭と頸部脊柱の後屈／片側：頭を同側に側屈・回旋

支配神経
第1-6頸神経（後枝の外側枝）

日常動作
頭を後ろに反らしたり、左右にひねる動作、頭や上体を固定させるスポーツ動作

☑ **停止** 後頭骨（上項線の外側部、乳様突起）

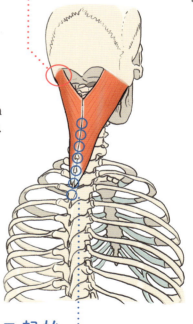

☑ **起始** 項靱帯、第4頸椎 - 第3胸椎（棘突起）

📝 特徴はこれだ！
板状筋は外から触れることができます。つまり、もっとも表層にある筋肉なのです。この板状筋を取り除くと、頭半棘筋（p48）や頸半棘筋（p49）があるわけです。板状筋は首のうなじあたりに位置して、**頭が重力で前方に傾かないように支える筋肉**だと覚えておけばOKです。

51

LESSON 2　背部

▶首コリの原因になることも

頸板状筋
けい ばん じょう きん

スプレニウス セルヴィシス
Splenius cervicis

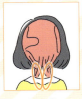
後頭部

主な働き
両側：頭と頸部脊柱の後屈／
片側：頭を同側に側屈・回旋

支配神経
第1-6頸神経（後枝の外側枝）

日常動作
頭を後ろに反らしたり、左右にひねる動作、頭や上体を固定させるスポーツ動作

☑ **停止** 第1-2頸椎（横突起）

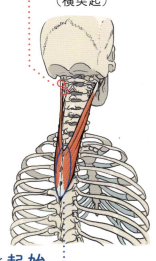

☑ **起始**
第3-6胸椎（棘突起）

✏特徴はこれだ！

頭蓋骨につく板状筋のうち、頭板状筋よりも下部に位置しているのが頸板状筋です。働きは頭板状筋とほぼ同じ。背骨のすぐ横に位置し、首を前後に動かしたり、頭を回旋させるときに使われています。**首すじのコリが気になるときは、この筋肉をほぐす**のがオススメですよ。

うなじに位置しているけど「背中」の筋肉なんだ

▶ 紙のようにうすい筋肉

上後鋸筋
Serratus posterior superior
セレタス ポスティアリア スーピァリァ

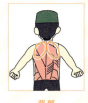
背部

LESSON 2 背部 Back

主な働き
肋骨を引き上げる

支配神経
第2-5肋間神経（前枝）

日常動作
日常生活、スポーツ動作全般においての呼吸のサポート

☑ **停止** 第2-第5肋骨（上縁）

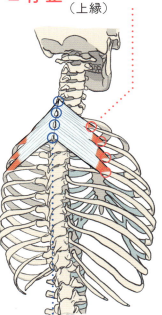

☑ **起始**
項靱帯、
第7頸椎-第3胸椎
（棘突起）

✎ 特徴はこれだ！

かなり**うすっぺらい筋肉**です。と言うことは……お察しの通り、上後鋸筋はたいして役にはたたない筋肉のひとつ。まれに「呼吸を助ける筋肉」なんて言われることもありますが、昔の名残かもしれませんね。サルの時代はこの筋肉が呼吸をサポートしていたの「かも」しれません。

LESSON 2　背部

▶ 面積も広く立派そうに見えるものの…

下後鋸筋
セレタス ポスティアリア インフェリオル
Serratus posterior inferior

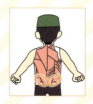
背部

主な働き
肋骨を引き下げる

支配神経
第9-12胸神経（前枝）

日常動作
日常生活、スポーツ動作全般においての呼吸のサポート

☑ **停止** 第9-第12肋骨（肋骨角付近の下縁）

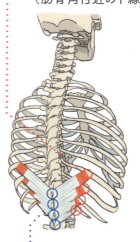

☑ **起始**
第11胸椎-第2腰椎（棘突起）

特徴はこれだ！

下後鋸筋も残念ながら特筆すべきことのない筋肉だと言えます。表面的にはすごく大きな筋肉に見えますが、たとえなくなっても困ることはありません。なぜ名前に「鋸」とついているかというと、**起始と停止の部分がギザギザ**だから。ノコギリの刃みたいに見えるでしょ？

ちょろい筋肉だけど名前は覚えやすいな！

LESSON 3

胸部
[Thorax]

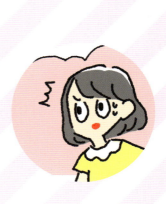

LESSON 3　胸部

LESSON 3 胸部 [Thorax]
に登場する筋肉

教えて！坂井先生

胸部にある筋肉の特徴 & 豆知識

まず覚えておきたいことは、胸部の筋肉は、脊髄神経の前枝に支配されているということですね。

背中の筋肉は後枝、前面の筋肉は前枝ってことだね。厚い胸板といえば！の大胸筋や、呼吸をするときの横隔膜も胸部の筋肉なのか〜

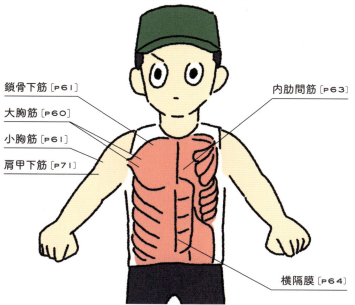

- 鎖骨下筋 [P61]
- 大胸筋 [P60]
- 小胸筋 [P61]
- 肩甲下筋 [P71]
- 内肋間筋 [P63]
- 横隔膜 [P64]

そうです。名前を聞いたことのある筋肉も多いですよね。でも、胸にある筋肉でありながら、肋間筋をのぞいて別の部位を動かす筋肉なんです。

え？ そうなの？どこを動かしてるの？

肋間筋は胸郭を動かす働きを持っていますが、それ以外の筋肉は、腕を動かす筋肉なんですよ。

LESSON 3 胸部 Thorax

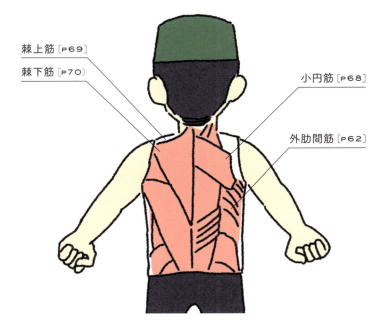

棘上筋 [P69]
棘下筋 [P70]
小円筋 [P68]
外肋間筋 [P62]

LESSON 3　胸部

▶ 肩甲骨の動きに関わる筋肉チーム

大胸筋まわりの筋肉

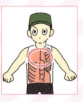

胸部前面

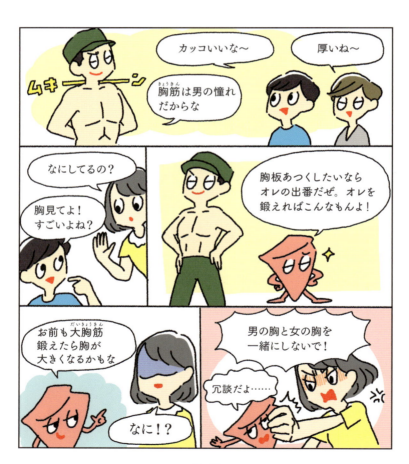

💡「大胸筋まわりの筋肉」は3つの筋肉をセットで覚えよう！

大胸筋 ⇒ P60
ペクトレィリス メジャー
Pectoralis major

小胸筋 ⇒ P61
ペクトレィリス マイナー
Pectoralis minor

鎖骨下筋 ⇒ P61
サブクレイヴィアス
Subclavius

📝 特徴はこれだ！

大胸筋まわりの筋肉は3つをセットで覚えると良いでしょう。ただし、3つともに働きがそれぞれ少しずつ異なるので注意してくださいね。大胸筋は腕立て伏せで使われる筋肉として有名ですね。小胸筋は肩甲骨を引き下げる役目を持ちます。鎖骨下筋は上腕が強く引っぱられたときに脱臼を防ぐ働きを持っているのですよ。

LESSON 3
胸部
Thorax

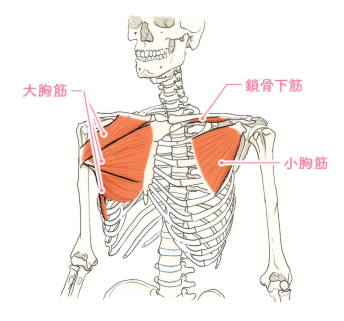

大胸筋 / 鎖骨下筋 / 小胸筋

LESSON 3 胸部

▶扇形をした力持ち

大胸筋
ペクトレィリス メジャー
Pectoralis major

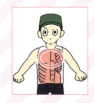
胸部前面

主な働き

筋全体：上腕の内転・内旋／
鎖骨部と胸肋部：上腕の前方挙上、
肩が固定されている場合には呼吸
（吸息）を補助

支配神経

内側・外側胸筋神経（C5－T1）

日常動作

胸の前で物を抱える、うつ伏せから
起き上がる、ボールを投げる、ボー
ルを打つ、体操動作、格闘技、な
ど各種スポーツ動作

✏️特徴はこれだ！

大胸筋は、**筋線維が一点に集中せずに互い違いに重なって扇のような配置**になっています。だから、上部、中部、下部で作用が異なるのが特徴です。主にワキを閉じたり、腕を内側にねじったり前に振り上げるといった動作で働きます。物を持ち上げるときにもっとも活躍する筋肉だともいえますね。

☑ **停止** 上腕骨
（大結節稜）

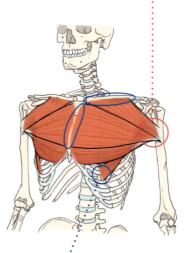

☑ **起始**

鎖骨部：鎖骨（内側半分）／
胸肋部：胸骨と第1－6肋軟
骨／腹部：腹直筋鞘（前葉）

▶ ミニ大胸筋に見えて作用はまったく異なる

小胸筋

ペクトレィリス マイナー
Pectoralis minor

主な働き
肩甲骨を引き下げ下角を後内側に引く、関節窩を下方に回す、呼吸の補助

支配神経
内側胸筋神経（C8、T1）
外側胸筋神経（C5-C7）

日常動作
地面に落ちているものを拾う、激しい呼吸、ボールを投げる動作

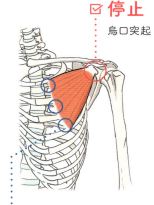

☑ 停止
烏口突起

☑ 起始
第3-5肋骨

▶ 鎖骨の下に貼りついたちょろい筋肉

鎖骨下筋

サブクレイヴィアス
Subclavius

主な働き
胸鎖関節において鎖骨を安定に保つ

支配神経
鎖骨下筋神経（C5、C6）

日常動作
腕を大きく動かす、胸鎖関節の安定

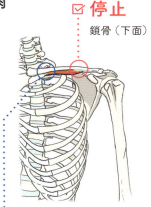

☑ 停止
鎖骨（下面）

☑ 起始
第1肋骨

LESSON 3　胸部

▶ 息を吸う動作のアシスト役

外肋間筋
がい ろっ かん きん

エクスターナル インターコスタル
External intercostal

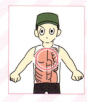

胸部前面

主な働き
肋骨を挙上する（呼吸時）、肋間隙を支持し、胸郭を安定する

支配神経
肋間神経（T1-T11）

日常動作
胸式呼吸

☑ 停止
隣接する下位の肋骨の上縁

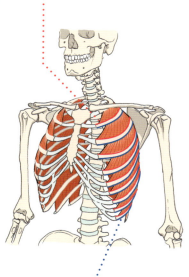

☑ 起始
隣接する上位の肋骨の下縁
（斜め前下方に走行する）

🖉 特徴はこれだ！
肋間筋は、肋骨と肋骨の間をつないでいる筋肉です。咳をすると肋骨が折れることがありますが、この肋間筋をうんと収縮させたときに衝撃が加わるからなのです。外肋間筋は肋骨の後ろ上から前下に伸びています。内肋間筋と対をなす働きをします。**外肋間筋は下の肋骨を上へ持ち上げることで息を吸い込む動作を助けて**います。

62

▶ 息を吐き出す動作のアシスト役

内肋間筋
インターナル インターコスタル
Internal intercostal

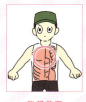

胸部前面

主な働き
肋骨を引き下げる（呼気時）

支配神経
肋間神経（T1-T11）

日常動作
胸式呼吸

☑ **起始**
隣接する下位の肋骨の上縁
（斜め前上方に走行する）

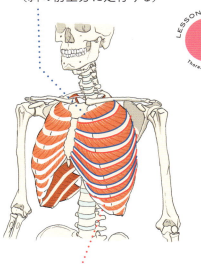

LESSON 3
胸部
Thorax

☑ **停止**
隣接する上位の肋骨の下縁

✏ 特徴はこれだ！

肋骨の後ろ下から真上に伸びているのが内肋間筋です。外肋間筋とは反対に、**肋骨を上から下へ引き下ろす働き**をします。肋骨が下りると胸郭が小さくなるので、息を吐き出せるというわけです。外と内の肋間筋をあわせると、前から後ろまで全部筋肉がつながっているように見えるのですよ。

LESSON 3 胸部

▶ 胸とお腹の境目にある筋肉のドーム

横隔膜
おうかくまく

ダイアフラム
Diaphragm

呼吸するのに必要不可欠

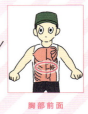

胸部前面

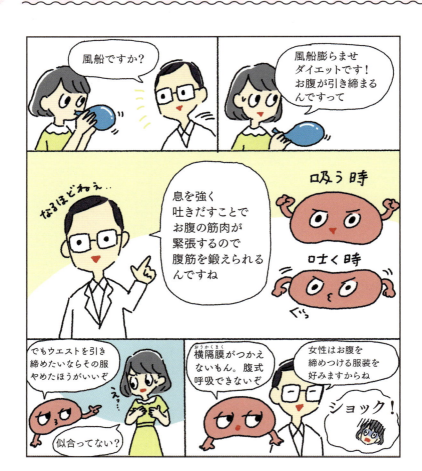

主な働き	呼吸（横隔膜・胸郭呼吸運動）においてもっとも重要な筋肉。腹腔内臓への加圧を助ける（腹圧負荷）
支配神経	頸神経叢の横隔神経（C3-C5）
日常動作	呼吸動作、排尿・排便、あらゆるスポーツ動作

🖉 特徴はこれだ！

横隔膜はドーム型をした筋肉です。**ドームの天井に腱中心という結合組織のシートがあって、そこから放射状に筋線維が伸びている**のが特徴です。お腹の壁の筋肉を緊張させることで横隔膜が押し上がるので、息を強く吐きだすことができます。いわゆるこれが、腹式呼吸の仕組みですね。

LESSON 3 胸部 Thorax

☑ **停止**

腱中心

☑ **起始**

肋骨部：第7-12肋骨（肋骨弓の下縁の内面）／腰椎部：第1-3腰椎体、椎間円板、（右脚・左脚として）前縦靱帯（内側部）、内側・外側弓状靱帯（外側部）／胸骨部：剣状突起の後面

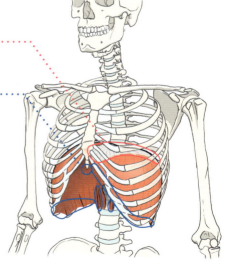

LESSON 3　胸部

▶ 肩甲骨をギュッと抱きしめる筋肉チーム

複合筋
ローテーターカフ

ローテーター カフ
Rotator cuff

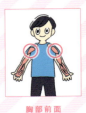

胸部前面

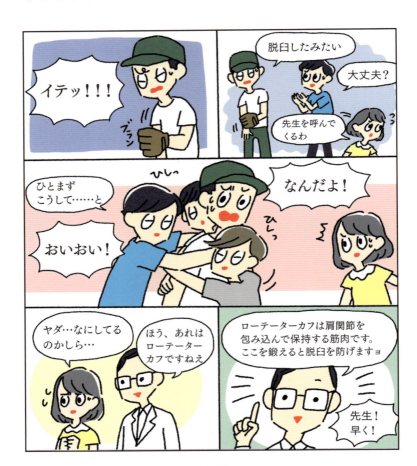

「ローテーターカフ」は4つの筋肉で構成されているぞ！

小円筋 ⇒ P68
テレスマイナー
Teres minor

棘上筋 ⇒ P69
スープラスパイネイタス
Supraspinatus

棘下筋 ⇒ P70
インフラスパイネイタス
Infraspinatus

肩甲下筋 ⇒ P71
サブスキャピュラリス
Subscapularis

特徴はこれだ！

肩甲骨から起こって上腕骨に伸びるという点では三角筋（p106）と似ています。ただ、ローテーターカフは**肩甲骨を大きく包み込んでいるという特徴があります。肩関節をギュッと抱きしめて保持する働きを持っている**のですね。スポーツをしている方などで肩の脱臼を予防したいなら、ローテーターカフを鍛えましょう。上腕骨を肩関節に引き寄せる力が強くなるので脱臼しづらくなりますよ。

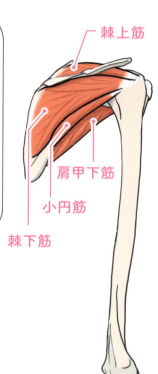

棘上筋
肩甲下筋
小円筋
棘下筋

LESSON 3 胸部 Thorax

野球のピッチャーなどが発達していますね

LESSON 3 胸部

▶ 肩甲骨を後方から抱きしめる

小円筋
しょう えん きん

テレス マイナー
Teres minor

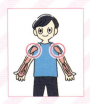

胸部前面

主な働き
上腕の外旋、弱い内転作用もある

支配神経
腋窩神経（C5、C6）

日常動作
腕を外側に振る、テニス（バックハンド）、投球動作の最後に腕を止める動作

☑ **停止**
上腕骨（大結節）

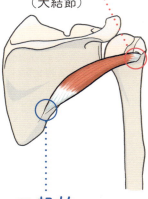

☑ **起始**
肩甲骨（外側縁）

特徴はこれだ！

ローテーターカフを構成する筋肉のひとつである小円筋は、主に**腕を外側に振る動作で働きます**。棘下筋（p70）とともに肩甲骨を後方から"抱きしめる"ように、取り巻いていますね。大円筋（p111）と名前が似ているので、仲間の筋肉だと勘違いしがちですが、支配神経も働きもまったく異なります。

女性が髪をかきあげる際にも使われるのよ

68

▶ 三角筋とともに上腕を外転させる

棘上筋
スープラスパィネイタス
Supraspinatus

胸部前面

主な働き
上腕の外転

支配神経
肩甲上神経（C4-C6）

日常動作
物を横方向に持ち上げる、投球動作などで振り抜いた腕を止める動作

☑ **停止**
上腕骨（大結節）

LESSON 3
胸部
Thorax

☑ **起始**
肩甲骨（棘上窩）

🖋 特徴はこれだ！

ローテーターカフを構成する筋肉群のなかでも、棘上筋だけは他の筋肉と、やや異なる場所に位置しているのが分かりますか？ **肩甲骨の内側縁で肩甲挙筋（p118）に接している**のです。「だから」というわけではないのですが、ローテーターカフの中ではもっとも損傷しやすい筋肉だとも言われていますね。

LESSON 3 胸部

▶ 小円筋とともに上腕の外旋で働く

棘下筋
インフラスパイネイタス
Infraspinatus

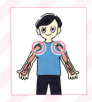
胸部前面

主な働き
上腕の外旋

支配神経
肩甲上神経（C4-C6）

日常動作
腕を外側に振る動作、テニスの動作（バックハンド）、投球動作などで振り抜いた腕を止める動作

☑ **停止**
上腕骨（大結節）

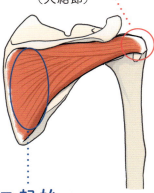

☑ **起始**
肩甲骨（棘下窩）

特徴はこれだ！

小円筋（p68）と同様に、カラダの後方から肩甲骨を大きく包み込んでいる筋肉です。そのため、働きも小円筋とほぼ同じだといえます。棘下筋も棘上筋（p69）と同様にケガをしやすい筋肉でもあります。ローテーターカフの「棘」コンビは少しだけ「ナイーブ」と覚えておくと良いかもしれません。

僧帽筋で覆われたインナーマッスルだよ

70

▶ 肩関節の保持に貢献

肩甲下筋
サブスキャピュラリス
Subscapularis

胸部前面

主な働き
上腕の内旋

支配神経
肩甲下神経（C5、C6）

日常動作
肩関節の安定化、ボールを投げる、陸上競技のやり投げ、テニスのスイング動作

☑ **停止** 上腕骨（小結節）

☑ **起始** 肩甲骨（肩甲下窩）

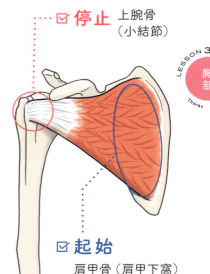

LESSON 3
胸部
Thorax

✏ 特徴はこれだ！

ローテーターカフのなかでも、肩甲骨の前面から起こる唯一の筋肉が肩甲下筋です。小円筋（p68）や棘下筋（p70）と同様に、上腕を回旋させるときに使われます。それともうひとつ大事なポイントは、肩関節の安定化におおいに役立っているということ。**肩を酷使するアスリートはとくに鍛えたい筋肉**です。

筋肉注射を打つ場所としても好まれます

知っておくと得をするワンポイント

坂井先生の
「ありがた〜いお言葉」

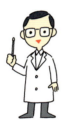

肩まわりにある筋肉は
「肩甲骨を動かす派」と
「肩関節を動かす派」に
分かれている

　肩の周囲にある筋肉は、肩甲骨を動かす筋肉と肩関節を動かす筋肉にほぼ分かれています。たとえば、三角筋。これは肩関節を動かす筋肉であって肩甲骨の動きには関わっていません。

　ですから、肩まわりの筋肉を学ぶときは、肩甲骨の動きに関わるのか、肩関節の動きに関わるのかをしっかり理解しましょう。

　肩甲骨派なのか、肩関節派なのかは、筋肉がどこから起こってどこに伸びているかを見ればよく分かります。

　肩甲骨からはじまって腕に伸びるもの。これは肩関節の動きにしか関わっていません。腕の前面にあったり、背中の前面にあるものは、肩甲骨そのものを動かすことができます。また、大胸筋や広背筋は体幹から起こって上腕骨に伸びますが、これは、肩甲骨と肩関節の両方を動かすことができます。

知っても得はしない　ありがた〜くはないお言葉

大胸筋を鍛えれば女性もバストアップできる！
（ただし道のりは長い）。

LESSON 4
腹部
[Abdomen]

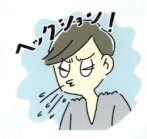

LESSON 4 腹部

LESSON 4 腹部 [Abdomen]
に登場する筋肉

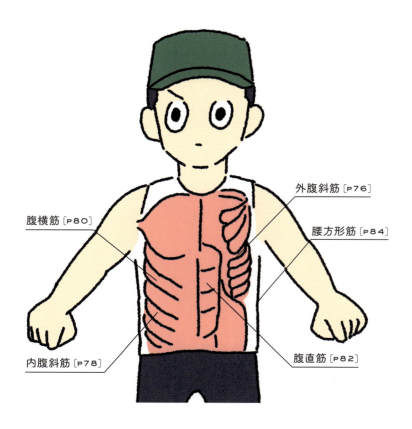

外腹斜筋 [P76]
腰方形筋 [P84]
腹横筋 [P80]
内腹斜筋 [P78]
腹直筋 [P82]

教えて！坂井先生

腹部にある筋肉の特徴 & 豆知識

一般的に、みなさんが腹筋と呼ぶ場所の筋肉ですね。カラダの中で腹部の筋肉はどんな役に立っていると思いますか？

やっぱり、カラダをひねったり、背骨を曲げたりとか？

そうですね。お腹の壁と胸の壁を比べてみると、胸の壁には骨があるけれども、お腹の壁は骨がありません。これはカラダをねじりやすくするためなのです。

LESSON 4
腹部
Abdomen

骨でガチガチに固まっていたらカラダを動かしづらいもんね。だから、お腹まわりは筋肉でソフトにつくられているんだ〜

それともうひとつ、お腹が筋肉でできていることによって、腸が蠕動運動をしやすくなっています。内臓が自由に動くことができるのですよ。

LESSON 4 腹部

▶あらゆるスポーツで大活躍

外腹斜筋
(がいふくしゃきん)

イクスターナル オブリーク
External oblique

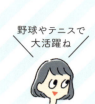

野球やテニスで大活躍ね

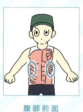

腹部前面

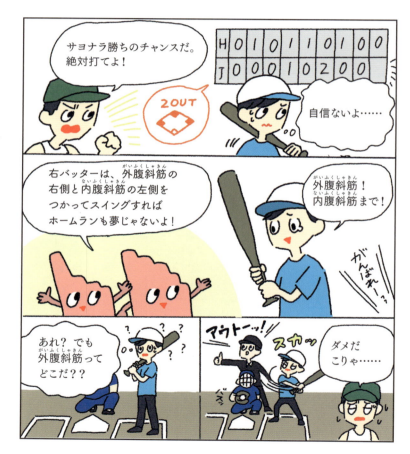

76

主な働き	片側：体幹を同側に曲げる、体幹を反対側に回旋させる／両側：体幹の屈曲、腹圧を高める、骨盤の固定
支配神経	肋間神経（T7-T12）
日常動作	姿勢の維持、身体をひねるスポーツ

特徴はこれだ！

あらゆるスポーツにおいて、腰を回転させるシチュエーションは意外と多いものです。野球やテニスのスイングはもちろん、ゴルフや水泳でも腰の回転動作は重視されていますよね。そんな、**腰をひねる動作を行なっているのが外腹斜筋**なのです。正しい姿勢を維持するのにも役立っていますよ。

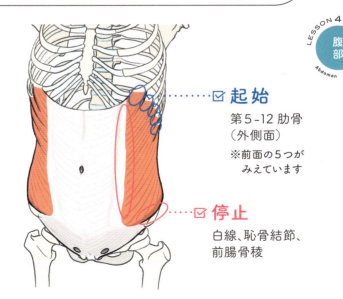

起始
第5-12肋骨
（外側面）
※前面の5つが
みえています

停止
白線、恥骨結節、
前腸骨稜

LESSON 4 腹部 Abdomen

LESSON 4　腹部

▶ 外腹斜筋に覆われたインナーマッスル

内腹斜筋
インターナル オブリーク
Internal oblique

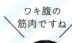

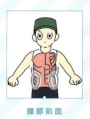

腹部前面

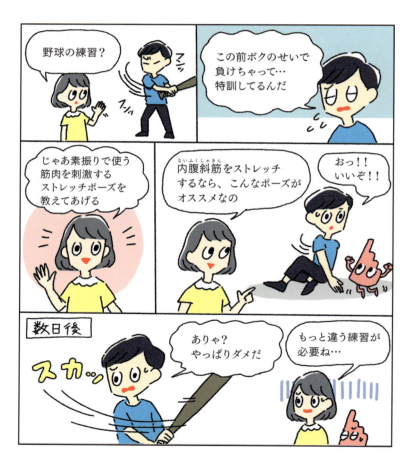

主な働き	片側：体幹を同側に回旋させる、体幹を反対側に回旋させる／両側：体幹の屈曲、腹圧を高める、骨盤の固定
支配神経	肋間神経（T7-T12）、腸骨下腹神経、腸骨鼠径神経
日常動作	姿勢の維持、身体をひねるスポーツすべての動作

特徴はこれだ！

内腹斜筋は外腹斜筋（p76）に覆われて、腹横筋（p81）の浅層に位置しています。いわゆる**体幹のインナーマッスルと呼ばれる筋肉**ですね。外腹斜筋と同様に横方向へ腰をねじる働きを持っています。腰の回転動作以外にも、正しい姿勢の維持や腹圧を高めるときにも使われます。

LESSON 4 腹部 Abdomen

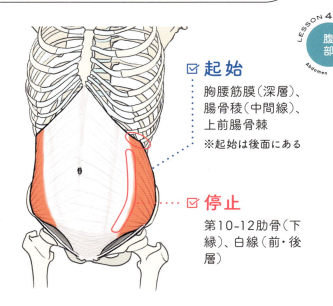

☑ **起始**

胸腰筋膜（深層）、
腸骨稜（中間線）、
上前腸骨棘

※起始は後面にある

☑ **停止**

第10-12肋骨（下縁）、白線（前・後層）

LESSON 4　腹部

▶ くしゃみや咳で腹圧を高めるときに働く

腹横筋
トランスヴァーサス アブドミニス
Transversus abdominis

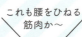

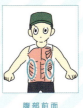

腹部前面

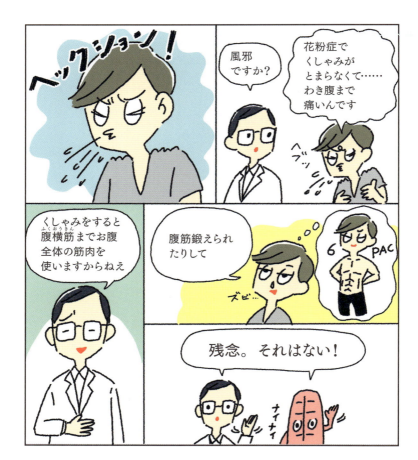

80

主な働き	片側：体幹を同側に曲げる／両側：腹圧を高める
支配神経	肋間神経（T7-T12）、腸骨下腹神経、腸骨鼡径神経
日常動作	排便や出産（分娩）の補助、あらゆるスポーツ動作

🖊 特徴はこれだ！

外腹斜筋（p76）、内腹斜筋（p78）とともに腰をねじる際に働く腹横筋ですが、この他に**腹圧を高めるときにも役立っています**。日常生活における、腹圧を高める瞬間ってどういうときだと思いますか？ くしゃみや咳をするときにお腹に力が入りますよね。ズバリこの動作を補助する働きを持っているのです。

LESSON 4 腹部 Abdomen

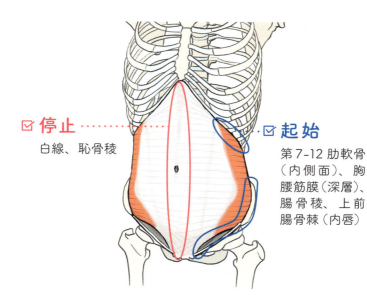

☑ **停止**
白線、恥骨稜

☑ **起始**
第7-12肋軟骨（内側面）、胸腰筋膜（深層）、腸骨稜、上前腸骨棘（内唇）

LESSON 4 腹部

▶ 腹筋の代名詞的存在

腹直筋
ふく ちょく きん

レクタス アブドミニス
Rectus abdominis

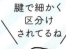

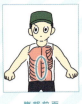

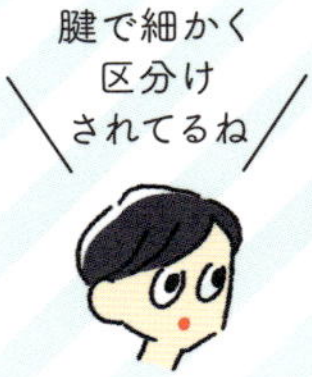

�XXで細かく区分けされてるね

腹部前面

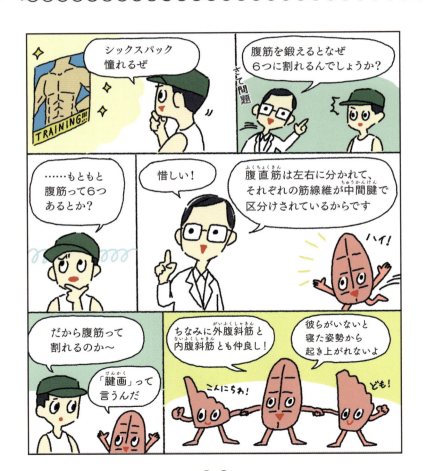

主な働き	体幹の屈曲、腹圧を高める、骨盤の固定
支配神経	肋間神経（T5-T12）
日常動作	あお向けの姿勢から身体を起こす、姿勢の保持、あらゆるスポーツ動作

特徴はこれだ！

いわゆる「腹筋」と呼ばれる場所にある筋肉ですね。お腹の前面を縦に走っています。**「腹筋割れてるね〜」っていうアレをつくっているのが腹直筋です**。下部は骨盤の骨に、上部は肋骨にくっついています。普通、筋肉は端から端まで一本の筋線維でつながっているのですが、これは**途中で筋線維がとぎれて腱が入っているのが特徴**です。だから、腹筋が「割れる」んですね。これは唯一この筋肉だけのポイントです。

LESSON 4
腹部
Abdomen

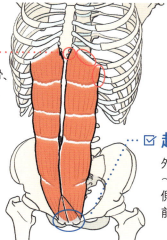

☑ **停止**
第5-7肋軟骨、
胸骨剣状突起

☑ **起始**
外側頭：恥骨稜
〜恥骨結節／内
側頭：恥骨結合
前面

83

LESSON 4 腹部

▶腰の後ろの壁を形成する筋肉

腰方形筋
よう ほう けい きん

クワドラタス ランボーラム
Quadratus lumborum

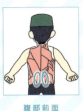
腹部前面

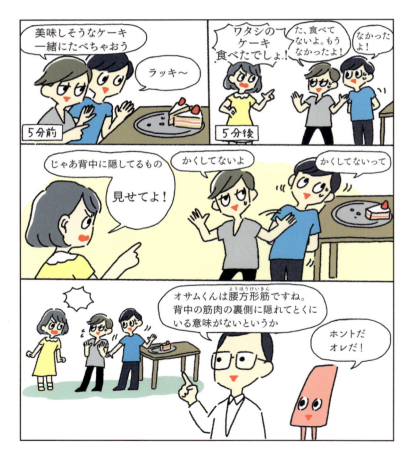

主な働き	片側：体幹を同側に曲げる／両側：いきみ、呼出、第12肋骨の固定
支配神経	第12肋間神経、第1-4腰神経
日常動作	片方の手だけで重い荷物を持つ、スイング動作を行なうあらゆるスポーツ

特徴はこれだ！

肋骨から骨盤の間をつないでいる筋肉で、お腹の壁というよりも、腰の後ろの壁といっても良いでしょう。**背骨を左右に傾ける役目が主で、いきんだり、腹圧を高める働きもあります。** ただ、背中の筋肉の裏側に隠れているので……あまり"どうこう"というのはない、コメントの少ない筋肉だと言えます。

LESSON 4
腹部
Abdomen

☑ **停止**
第12肋骨、
第1-4腰椎（横突起）

☑ **起始**
腸骨稜と腸腰靱帯

※起始・停止どちらも
後面にある

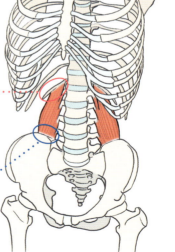

85

知っておくと得をするワンポイント

坂井先生の「ありがた～いお言葉」

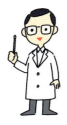

腹直筋は
丈夫な結合組織の
鞘（さや）のなかにおさまっている

　腹直筋は他の筋肉よりも少し変わった特徴を持っています。実は、丈夫な結合組織の膜でキレイに包装されているのです。

　この膜が何かというと、腹直筋の横では、外腹斜筋、内腹斜筋、腹横筋という3枚の筋肉が方向を変えながら壁をつくっていますよね。これらの筋肉の腱、これが、腹直筋の前面と後面をおおっているのですね。これを腹直筋鞘（ふくちょくきんしょう）と呼びます。

　腹膜って聞いたことはありますか？　これはペラペラなのですが、腹直筋の鞘はとても分厚い。ボール紙とはいいませんが、それに近いぐらいの強さがあります。これは、内臓が大事だからというわけではなくて、外腹斜筋はカラダの正中線を両側へ引っぱる役目があります。そのためには筋肉から伸びる腱が膜状のまま引っ張りあわなければいけない。だから、丈夫な膜状になっているんです。

知っても得はしない ありがた～くはないお言葉

心臓手術では胸骨をまっぷたつ、肺の手術では肋骨をぶっこ抜く（え？タメになった？）。

LESSON 5
骨盤部
[Pelvis & Perineum]

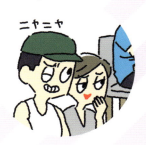

LESSON 5 骨盤部

LESSON 5 骨盤部 [Pelvis & Perineum]
に登場する筋肉

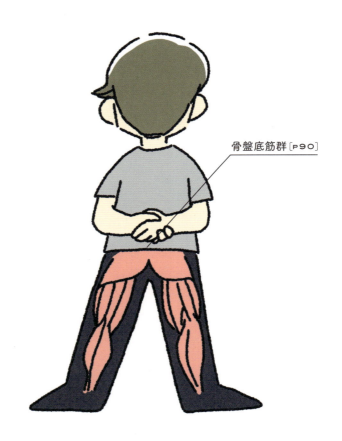

骨盤底筋群 [P90]

教えて！坂井先生

骨盤部にある筋肉の特徴 & 豆知識

骨盤底筋群とは、内臓が落ちないように下から支える筋肉です。また、全体がロート状（円錐状）になっているのも特徴としてあげられますね。

ないと内臓が漏れちゃうってこと?! とても重要な筋肉なんだね。

骨盤の横には骨の壁がありますよね? だから、横にズレることはありません。でも骨盤底筋群がなければ上から下まで筒抜けになってしまいます。

骨盤の下全体にフタがあって、唯一空いているのが肛門ってこと?

そうですね。骨盤の床の筋肉がゆるむと「子宮脱」や「脱肛」といった症状を引き起こすこともあります。それに、尿漏れの原因になることもありますね。

LESSON 5 骨盤部

▶ 内臓を骨盤の底で支える「フタ」

骨盤底筋群
Pelvic floor
パービック フロア

骨盤とお腹の境目です

背部後面

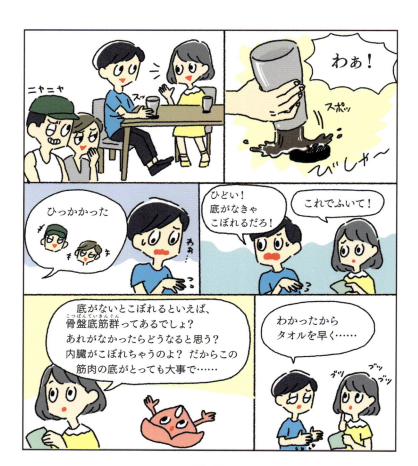

「骨盤底筋群」は主に７つの筋肉を覚えよう！

肛門挙筋 ⇒ P92
ルベイター アニ
Levator ani

会陰横筋 ⇒ P92
トランスヴァーズ ペリネアル
Transverse perineal

球海綿体筋 ⇒ P92
ボルボキャベラノサス
Bulbocavernosus

外肛門括約筋 ⇒ P92
エクストナル アナル スフィンクター
External anal sphincter

外尿道括約筋 ⇒ P92
エクストナル ユーリサル スフィンクター
External urethral sphincter

坐骨海綿体筋 ⇒ P92
サイアティック スポンジボディ
Sciatic sponge body

尾骨筋 ⇒ P92
コックシィジィス
Coccygeus

特徴はこれだ！

骨盤には床が必要なのです。と言うのも骨盤の上にあるお腹の内臓の空間、腹腔と骨盤はひとつのつながりをもっているのですが、この下にちゃんと筋肉でフタをつくっておかなければ、内臓が漏れてしまうからなのです。つまり骨盤底筋群は内臓を下から支える役目を持っています。骨盤の床をつくる筋肉はふたつあります。ひとつは骨盤隔膜と言って、おもに肛門挙筋から構成される筋肉。骨盤の壁から起こり、中心に集まってきています。全体がロート状になっているのが特徴です。もうひとつは前方部分にあるやや貧弱な板状の筋肉。これを、生殖隔膜と呼びます。これらが、いわゆる骨盤底筋群です。

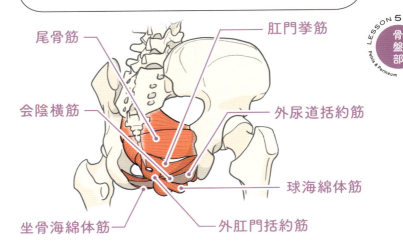

LESSON 5 骨盤部 Pelvis & Perineum

LESSON 5　骨盤部

骨盤にフタをする筋肉
名前だけ覚えておきたい骨盤部の筋肉

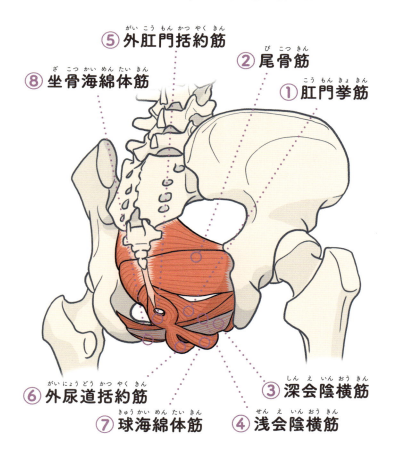

① 肛門挙筋
② 尾骨筋
③ 深会陰横筋
④ 浅会陰横筋
⑤ 外肛門括約筋
⑥ 外尿道括約筋
⑦ 球海綿体筋
⑧ 坐骨海綿体筋

① 肛門挙筋 Levator ani

（停止）肛門尾骨靱帯（恥骨直腸筋）／肛門尾骨靱帯、尾骨（恥骨尾骨筋・腸骨尾骨筋）

（起始）恥骨結合の両側の恥骨上枝（恥骨直腸筋）／恥骨（恥骨直腸筋の起始の外側（恥骨尾骨筋））／肛門挙筋の内閉鎖筋筋膜の腱様弓（腸骨尾骨筋）

② 尾骨筋 Coccygeus

（停止）坐骨棘　　（起始）仙骨の下端

③ 深会陰横筋 Deep transversus perinei

（停止）膣あるいは前立腺の壁、会陰腱中心　　（起始）恥骨下枝、坐骨枝

④ 浅会陰横筋 Superficial transverse perineal

（停止）会陰腱中心　　（起始）恥骨下枝、坐骨枝

⑤ 外肛門括約筋 External anal sphincter

（停止）肛門を取り囲む（会陰体より肛門尾骨靱帯まで後方に走る）
（起始）肛門を取り囲む（会陰体より肛門尾骨靱帯まで後方に走る）

⑥ 外尿道括約筋 External urethral sphincter

（停止）尿道を取り囲む（深会陰横筋からの分束）
（起始）尿道を取り囲む（深会陰横筋からの分束）

⑦ 球海綿体筋 Bulbospongiosus

（停止）会陰腱中心から前方へ、女性では陰核に、男性では陰茎縫線に至る
（起始）会陰腱中心から前方へ、女性では陰核に、男性では陰茎縫線に至る

⑧ 坐骨海綿体筋 Ischiocavernosus

（停止）陰核脚または陰茎脚　　（起始）坐骨枝

知っておくと得をするワンポイント

坂井先生の
「ありがた〜いお言葉」

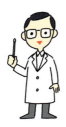

迷ったときや困ったときは
「名前」を見れば
だいたい解決！

　そもそも、古代から16世紀くらいまで、筋肉に「名前」は、なかったのです。その当時、どうやって筋肉を認識していたかというと「手首を曲げるための何番目の筋肉」というような感じ。「これじゃ、あまりにも分かりにくくない？」ということで、16世紀のごく初めに、バーゼルの解剖学者であるバウヒン氏が、『解剖劇場』という本を執筆して、はじからはじまで筋肉に「名前」をつけていったのです。

　「橈側手根屈筋」のように、手首を曲げるという働きにもとづいて名前をつけたり、三角筋のように形から名前をつけたり、はたまた、上腕二頭筋や大腿四頭筋のように頭が何個、という特徴で名前をつけたりしました。このおかげでだいぶ筋肉名が分かりやすくなったのです。だから、筋肉の働きや起こりの場所で迷ったときは、まず名前をチェック。だいたいの筋肉は名前に答えが隠されていますよ。

知っても得はしない ありがた〜くはないお言葉

バウヒン氏はスイス人！フランス語でボーワンとも呼ばれてるよ（超分かりやすい名前をつけてくれてありがと♡）。

LESSON 6

上 肢

[Upper Limb]

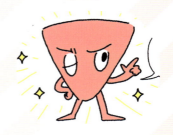

LESSON 6 上肢

LESSON 6 上肢 [Upper Limb]
に登場する筋肉

教えて! 坂井先生

上肢にある筋肉の特徴 & 豆知識

上肢の筋肉ってすごく数が多いと思いませんか?

ホント……なぜこんなに多いの?

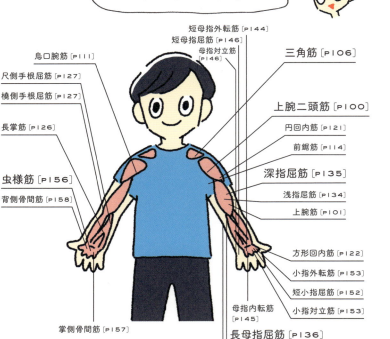

- 短母指外転筋 [P144]
- 短母指屈筋 [P146]
- 母指対立筋 [P146]
- 三角筋 [P106]
- 烏口腕筋 [P111]
- 尺側手根屈筋 [P127]
- 橈側手根屈筋 [P127]
- 長掌筋 [P126]
- 上腕二頭筋 [P100]
- 円回内筋 [P121]
- 前鋸筋 [P114]
- 虫様筋 [P156]
- 背側骨間筋 [P158]
- 深指屈筋 [P135]
- 浅指屈筋 [P134]
- 上腕筋 [P101]
- 方形回内筋 [P122]
- 小指外転筋 [P153]
- 短小指屈筋 [P152]
- 小指対立筋 [P153]
- 母指内転筋 [P145]
- 掌側骨間筋 [P157]
- 長母指屈筋 [P136]
- 腕橈骨筋 [P101]

手は物を器用につかむだけでなく、手の位置や向きを変えることも自由自在にできるということがポイントなんです。

そのためにはこれだけの筋肉が必要だっていうことなんだね。

そう！ 数は多いですが日常生活に欠かせない筋肉も多いんです。

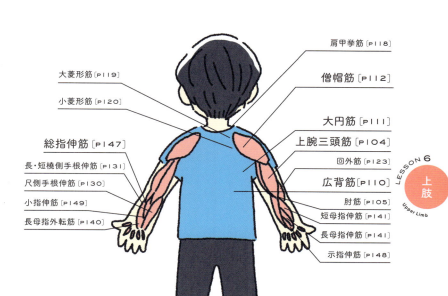

LESSON 6　上肢

▶ 肘を曲げる際に働く筋肉チーム

上腕二頭筋まわりの筋肉

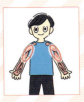
上肢前面

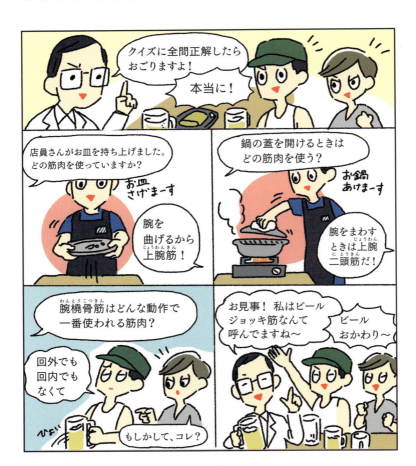

💡 「上腕二頭筋まわりの筋肉」は3つの筋肉をセットで覚えよう！

上腕二頭筋 ⇒ P100
バイセプス ブレイキー
Biceps brachii

腕橈骨筋 ⇒ P101
ブレイキオレイディアリス
Brachioradialis

上腕筋 ⇒ P101
ブレイキアリス
Brachialis

✏️ 特徴はこれだ！

肘を曲げるために働く筋肉は、上腕二頭筋、上腕筋、腕橈骨筋の3つです。ポイントとしては、**上腕二頭筋と上腕筋は肘関節の手前にありますが、腕橈骨筋だけは肘関節よりも先にある**という点です。筋肉の仕組みとして、筋肉がある場所よりも先にある関節を動かすのが一般的なのですが腕橈骨筋はイレギュラー。それでも肘を曲げる働きがあるんですよ。

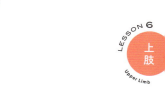

- 上腕二頭筋
- 上腕筋
- 腕橈骨筋

LESSON 6 上肢 Upper Limb

LESSON 6 上肢

▶力こぶをつくるだけじゃない！？

上腕二頭筋
（じょうわんにとうきん）

Biceps brachii
バイセプス ブレイキー

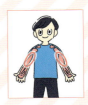
上肢前面

主な働き

肘関節：屈曲と回外／肩関節：上腕の前方挙上、三角筋が収縮している際に上腕骨頭を安定に保つ、上腕骨の外転と内旋

支配神経

筋皮神経（C5、C6）

日常動作

肘を曲げる、物を持つ、ダンベルを上げる、バーベルを巻き上げる動作

✏️ 特徴はこれだ！

上腕二頭筋は肘を曲げる働きの他に、手首を回外させる働きも持っています。ビンの蓋を閉めるときって、開けるときよりも力が入りますよね。これは、上腕二頭筋の回外の力を使っているからなのです。世の中のビンの蓋がほぼ例外なく右まわりで閉まるのは、上腕二頭筋の影響があると考えられますね。

☑ **起始**

長頭：肩甲骨の関節上結節／短頭：肩甲骨の烏口突起

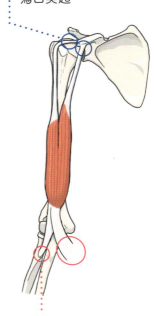

☑ **停止** 橈骨粗面

▶ 肘関節よりも先にあるのに腕を曲げる

腕橈骨筋
ブレイキオレイディアリス
Brachioradialis

主な働き
肘：屈曲／前腕：半回内

支配神経
橈骨神経（C5、C6）

日常動作
飲み物をコップに注ぐ動作、容器のフタを開ける動作、ゴルフや野球のスイング動作、バドミントンのスマッシュ動作

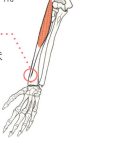

☑ **起始**
上腕骨遠位部（前外側面）、外側筋間中隔

☑ **停止**
橈骨の茎状突起

▶ 前腕を曲げるためだけに活躍

上腕筋
ブレイキアリス
Brachialis

主な働き
肘関節の屈曲

支配神経
筋皮神経（C5、C6）、橈骨神経（C7、一部の筋束のみ）

日常動作
肘を曲げる、物を持つ、ダンベルを上げる、バーベルを上げる動作

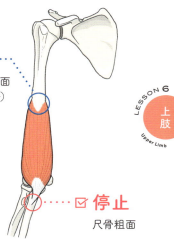

☑ **起始**
上腕骨（前面の遠位半分）

☑ **停止**
尺骨粗面

LESSON 6 上肢 Upper Limb

LESSON 6　上肢

▶腕を伸ばす際に働く筋肉チーム

上腕三頭筋と肘筋
じょう わん さん とう きん　　ちゅう きん

トライセップス ブレイキー アンド アンコウニィアス
Triceps brachii and Anconeus

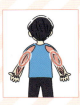

上肢後面

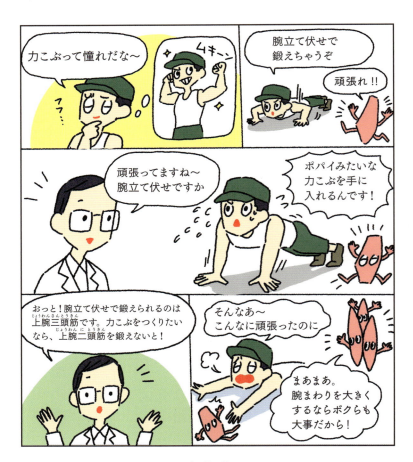

102

「上腕三頭筋と肘筋」は2つの筋肉をセットで覚えよう！

上腕三頭筋 ⇒ P104	肘筋 ⇒ P105
トライセップス ブレイキー Triceps brachii	アンコウニィアス Anconeus

特徴はこれだ！

腕を伸ばす働きを持つ筋肉といえば、上腕三頭筋ですね。**腕の外側に位置し、腕立て伏せで鍛えることのできる筋肉**としても有名です。上腕三頭筋とセットで覚えたいのが肘筋。なのですが、これは実のところあまり役に立っていない筋肉。上腕三頭筋の内側頭と連続しているようにも見えるので、本来は内側頭の一部だったんじゃないか、なんてことも言われています。

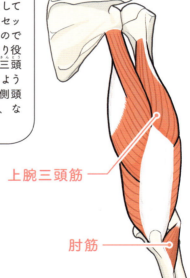

上腕三頭筋

肘筋

LESSON 6
上肢
Upper Limb

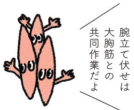

腕立て伏せは大胸筋との共同作業だよ

103

LESSON 6　上肢

▶ 曲げた腕を伸ばすために働く

上腕三頭筋
じょう　わん　さん　とう　きん

トライセップス ブレイキー
Triceps brachii

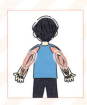
上肢後面

主な働き
肘関節：伸展／肩関節（長頭の作用）：上腕の後方挙上と内転

支配神経
橈骨神経（C6-C8）

日常動作
物を押す動作、砲丸投げ、アメフトなど押す動作を行なうスポーツ

☑ 起始
長頭：肩甲骨（関節下結節）／内側頭：上腕骨の後面（橈骨神経溝の遠位）、内側筋間中隔／外側頭：上腕骨の後面（橈骨神経溝の近位）、外側筋間中隔

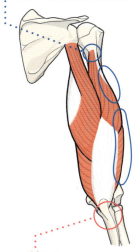

☑ 停止　尺骨の肘頭

🖉 特徴はこれだ！
上腕三頭筋は、腕立て伏せをするときに使われる筋肉です。腕立て伏せはふたつの動作の組み合わせです。ひとつは、上腕骨（肩関節）を前に出す動き。これは大胸筋の役目。そして肘を伸ばす動き。これを上腕三頭筋が担っています。**単純に曲げた腕を伸ばすだけの役目しか持っていない**んです。

104

▶ たいして役には立たないが…

肘筋
アンコウニィアス
Anconeus

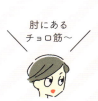
肘にある
チョロ筋〜

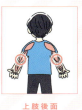
上肢後面

主な働き
肘関節の伸展と安定化

支配神経
橈骨神経（C6-C8）

日常動作
物を押す動作、砲丸投げ、アメフトなど押す動作を行なうスポーツ

🖊 特徴はこれだ！

肘筋は上腕三頭筋の一部だと考えても良いでしょう。ただ、回外、回内の動きには関わっていません。肘関節の伸展と安定化が主な働き……なんて言われていますが、あんまり役には立っていないんです。まあ、進化の過程で消滅しなかったということは、緊張して働いていることもあるってことですかね。

☑ 起始

上腕骨の外側上顆（肘関節包の後部から起始することもある）

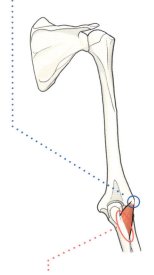

☑ **停止** 尺骨の肘頭（橈側面）

LESSON 6
上肢
Upper Limb

LESSON 6 　上肢

▶ 肩関節を外転させている

三角筋
（さんかくきん）

デルトイド
Deltoid

ホントに三角形なんだ〜

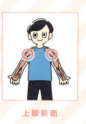

上肢前面

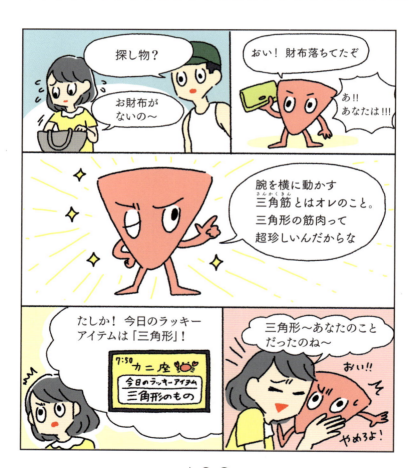

主な働き	鎖骨部：上腕の前方挙上、内旋、内転／肩峰部：上腕の外転／肩甲棘部：上腕の後方挙上、外旋、内転
支配神経	腋窩神経（C5、C6）
日常動作	腕や肩を動かす動作、バーベルを持ち上げる、走るときに腕を振る、ボールを投げるといったあらゆるスポーツ動作

特徴はこれだ！

腕をまっすぐ横に上げるための筋肉ですね。腕を横に上げたり物を持ち上げるためには、棘上筋も関わっていますが、動かすときにはじめに動くのが、この三角筋です。肩まわりの筋肉は肩関節を動かす筋肉と肩甲骨を動かす筋肉に分類されますが、**三角筋は肩関節を動かす筋肉**であるということが重要です。

☑ **起始**

鎖骨部：鎖骨の外側1/3／肩峰部：肩峰／肩甲棘部：肩甲棘

☑ **停止**

上腕骨（三角筋粗面）

羽状筋としても有名だぜ!!

LESSON 6
上肢
Upper Limb

LESSON 6 上肢

▶ 腕を背中側に引きつける動きをするチーム

広背筋まわりの筋肉
こうはいきん

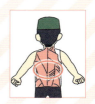
背部後面

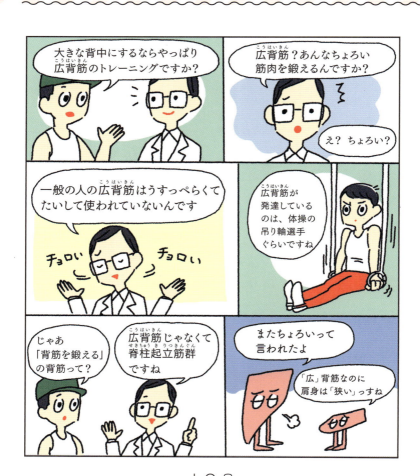

「広背筋まわりの筋肉」は3つの筋肉をセットで覚えよう!

広背筋 ➡ P110
ラティスィムス ドースィ
Latissimus dorsi

大円筋 ➡ P111
テレス メジャー
Teres major

烏口腕筋 ➡ P111
コラコブレイキアリス
Coracobrachialis

🖋 特徴はこれだ！

腕を背中側に引きつけるときに働くのが広背筋です。==日常生活で頻繁に使われることがないので、対照的な動きをする三角筋（p106）と比べると発達している人も少ない==ですね。この広背筋の仲間が大円筋。肩甲骨から起こって広背筋と同様に肩関節を動かす働きを持ちます。そして、肩関節を動かす筋肉として烏口腕筋も仲間に入れておきましょう。大胸筋の陰に隠れて位置し、強い作用は持っていませんが、筋肉の間を神経が通り抜けるという摩訶不思議な特徴を持っているのがポイントです。

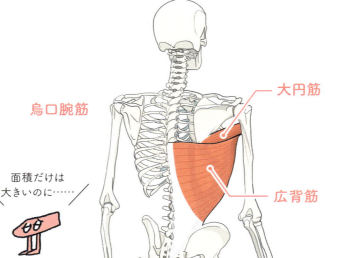

烏口腕筋

大円筋

広背筋

面積だけは大きいのに……

LESSON 6
上肢
Upper Limb

LESSON 6 上肢

▶うすっぺら〜い背中の筋肉

広背筋
こう　はい　きん

ラティスィムス ドースィ
Latissimus dorsi

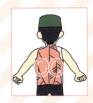
背部後面

主な働き
上腕の内旋、内転、後方挙上、呼息の補助（咳嗽筋）

支配神経
胸背神経（C6-C8）

日常動作
物を手前に引き寄せる、柔道、レスリング、相撲といった相手を引き寄せるスポーツ動作

☑ 停止
結節間溝の底

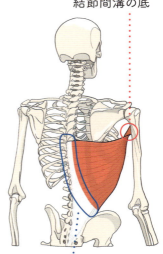

☑ 起始
椎骨部：第7-12胸椎の棘突起、胸腰筋膜／肩甲骨部：肩甲骨（下角）／肋骨部：第9-12肋骨／腸骨部：腸骨稜（後ろ1/3）

✏️ 特徴はこれだ！
上腕を背中側に引っぱるのは広背筋の役目です。三角筋（p106）と対照的な動きをしますね。とても**大きな面積をしめていますが、大きいわりにたいして働いていない**。上腕を後ろに下げる動きって日常生活でそこまでしませんからね。同じ動きで働く筋肉ならば、大円筋（p111）の方が立派だと言えます。

110

▶肩甲骨を動かす広背筋の仲間

大円筋
テレス メジャー
Teres major

主な働き
上腕の内旋、内転、後方挙上

支配神経
下位の肩甲下神経（C5-C7）

日常動作
物を手前に引き寄せる、柔道、レスリング、相撲といった相手を引き寄せるスポーツ動作などで広背筋を補助する、水泳のストローク動作、ボートのオールをこぐ動作

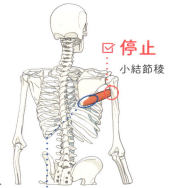

☑ **停止**
小結節稜

☑ **起始**
肩甲骨（下角）

▶筋の間を神経が通り抜ける

烏口腕筋
コラコブレイキアリス
Coracobrachialis

主な働き
上腕の前方挙上、内転、内旋

支配神経
筋皮神経（C5-C7）

日常動作
腕をカラダの前で交差させる、腕を前方に持ち上げる、野球やテニスのスイング動作、砲丸投げ、やり投げ

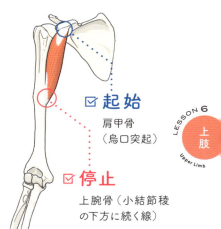

☑ **起始**
肩甲骨（烏口突起）

☑ **停止**
上腕骨（小結節稜の下方に続く線）

LESSON 6 上肢 Upper Limb

LESSON 6　上肢

▶上肢を引っぱり上げる力持ち

僧帽筋
そう　ぼう　きん

トラピーズィァス
Trapezius

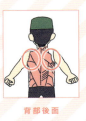

背部後面

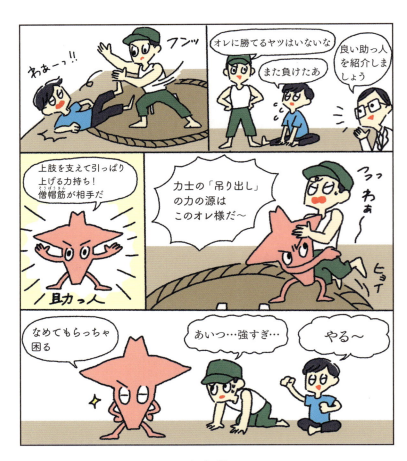

主な働き	下行部:肩甲骨を上内側に引き、関節窩を上方に回す、頭を同側に傾けて対側に回旋する／横行部:肩甲骨を内側に引く／上行部:肩甲骨を下内側に引く
支配神経	副神経（CN XI）、頸神経叢（C3、C4）
日常動作	肩甲骨の動きに関与、腕を持ち上げる動作の補助、柔道やレスリング、相撲などで相手を引き寄せる動作

特徴はこれだ！

僧帽筋は起始の位置が広いので作用も多様。なかでも、**上肢全体の重さを支える働きを持つ点が特徴**です。上肢って結構重たいのです。ところが肩甲骨は鎖骨だけに支えられているのでかなりグラグラ。だから、僧帽筋が主役となって上肢を引っぱり上げています。両腕を使って何かを引き上げることを生業としている人、そう、力士が特に発達している筋肉ですね。

☑ **起始**

下行部:後頭骨:第1-7頸椎の高さの項靭帯／横行部:第1-4胸椎の高さの腱膜／上行部:第5-12胸椎の棘突起

☑ **停止**

下行部:鎖骨（外側1/3）／横行部:肩峰／上行部:肩甲棘

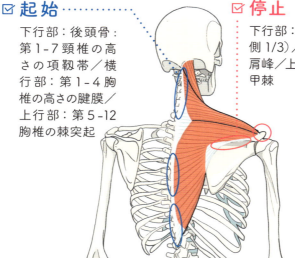

LESSON 6
上肢
Upper Limb

LESSON 6　上肢

▶ 肩甲骨を上下に動かす

前鋸筋
セレタス アンテリア
Serratus anterior

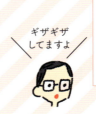
ギザギザしてますよ

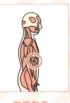
胸部側面

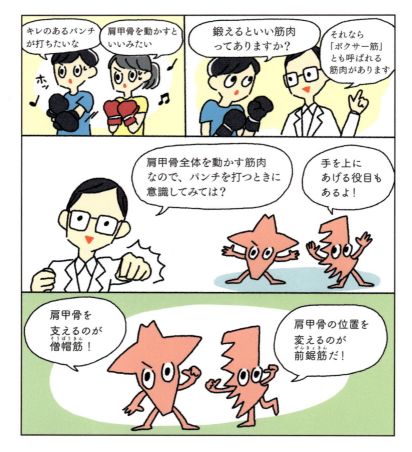

主な働き	上部：挙上した上腕を下げる／筋全体：肩甲骨を前外側に引く、肩が固定されている場合には肋骨を挙上する（吸息の補助）／下部：肩甲骨の下角を前外側に引く
支配神経	長胸神経（C5-C7）
日常動作	腕を前に押し出す、ボクシングや空手などでパンチを打つ動作

特徴はこれだ！

前鋸筋は肩甲挙筋（p118）、菱形筋（p119-120）との対をなす動きをする筋肉です。**綱引きをするように引っぱり合うことで、肩甲骨の位置を決めるために働いています**。肩甲骨を動かす、肩甲骨そのものを支えるといった側面で、かなり力を発揮している筋肉だといえますね。

☑ **停止**
肩甲骨（内側縁）

☑ **起始**
第1-9肋骨

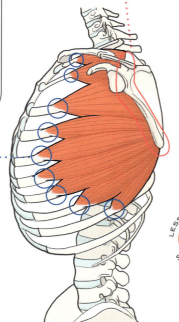

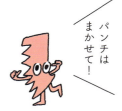

パンチはまかせて！

LESSON 6
上肢
Upper Limb

LESSON 6　上肢

▶ 肩甲骨を前鋸筋と引っぱり合う筋肉チーム

肩甲骨まわりの筋肉

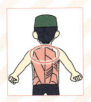

背部後面

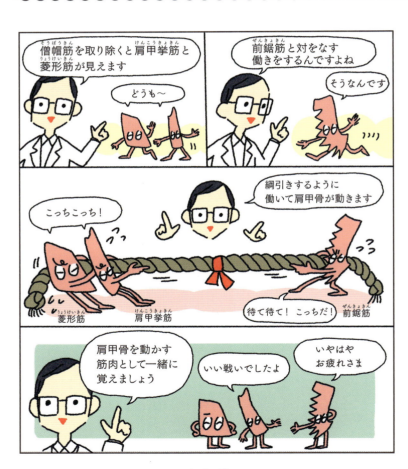

💡 「肩甲骨まわりの筋肉」は3つの筋肉をセットで覚えよう！

肩甲挙筋 ➡ P118
レヴェーター スキャプュレイ
Levator scapulae

大菱形筋 ➡ P119
ロンボイド メジャー
Rhomboid major

小菱形筋 ➡ P120
ロンボイド マイナー
Rhomboid minor

🖉 特徴はこれだ！

肩甲挙筋と菱形筋は肩甲骨の縁に位置し、肩甲骨を背骨に向かって引っぱっています。これにたいして反対側に肩甲骨を引っぱっているのが前鋸筋（p114）。これらの**筋肉が綱引きをし合って肩甲骨の内側の位置決めをしている**わけです。肩甲骨を上下させる動きや、肩甲骨そのものを支えるという働きでもかなり力を発揮している筋肉たちです。

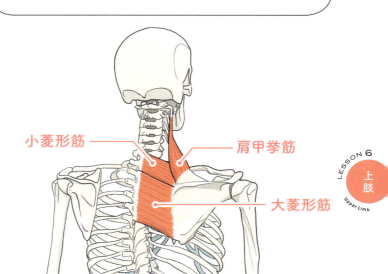

LESSON 6
上肢
Upper Limb

LESSON 6 上肢

▶ 首から肩へ伸びて肩甲骨を動かす

肩甲挙筋
けん こう きょ きん

レヴェーター スキャプュレイ
Levator scapulae

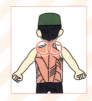

背部後面

主な働き

肩甲骨を上内側に引き、下角を内側に動かす

支配神経

肩甲背神経（C4、C5）

日常動作

物を持つ、肩をすくめる、バーベルを引き上げる動作

☑ **起始**

第1-4頸椎の横突起

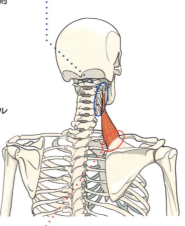

🖊 特徴はこれだ！

肩甲挙筋は菱形筋とともに、前鋸筋と対をなす筋肉です。肩甲骨の縁を背骨に向かって引っぱっています。肩甲骨を上に上げる、下げるといった動きにおいても役に立っているので、いわゆる「**肩をすくめる**」といった動作で使用されています。

☑ **停止** 肩甲骨（上角）

僧帽筋とともに働く筋肉ですよ

▶ 自分に向かって物を引き寄せる

大菱形筋
ロンボイド メジャー
Rhomboid major

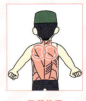
背部後面

主な働き
肩甲骨を安定させる、肩甲骨を上内側に引く

支配神経
肩甲背神経（C4、C5）

日常動作
物を手前に引き寄せる、弓道やアーチェリーで弓を引く

☑ **起始**
第1-4胸椎の棘突起

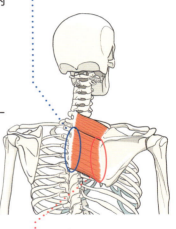

☑ **停止** 肩甲骨の内側縁（肩甲棘より下の部分）

✏ 特徴はこれだ！

肩甲挙筋と同様に、肩甲骨の縁を背骨側に引き寄せる働きを持つ筋肉です。日常動作では、**物を自分のカラダに引き寄せる動きで活躍**してくれます。引き出しを開けたり、懸垂などがあげられますね。胸を張った「気をつけ」の姿勢をとるときにも使われますよ。

LESSON 6
上肢
Upper Limb

LESSON 6　上肢

▶ 僧帽筋に覆われた菱形の筋肉

小菱形筋
しょう りょう けい きん

ロンボイド マイナー
Rhomboid minor

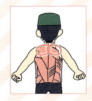
背部後面

主な働き
肩甲骨を安定させる、肩甲骨を上内側に引く

支配神経
肩甲背神経（C4、C5）

日常動作
物を手前に引き寄せる、弓道やアーチェリーで弓を引く

☑ **起始**
第6頸椎、第7頸椎の棘突起

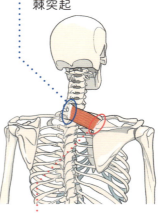

☑ **停止** 肩甲骨の内側縁（肩甲棘より上の部分）

特徴はこれだ！

その名前のとおり、小さな"菱形筋"ですね。肩甲骨を動かすという筋肉の働きや、支配神経は大菱形筋とまったく同じ！ですが、起始と停止の位置だけが異なります。とはいえ、大も小もセットにして一緒に覚えてしまうのが良いでしょう。

大菱形筋との区別がつきづらいのでセットで暗記！

▶ フタを開けるときに働く

円回内筋
プロネイター テレス
Pronator teres

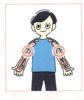
上肢前面

主な働き
肘：弱い屈曲作用／前腕：回内

支配神経
正中神経（C6、C7）

日常動作
飲み物をコップに注ぐ、容器のフタを回して開ける、ゴルフや野球のスイング動作、テニスのスマッシュ

☑ **停止** 橈骨の外側面（回外筋の停止部よりも遠位）

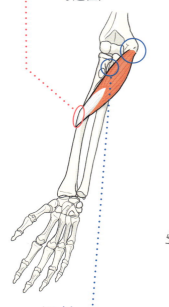

☑ **起始**
上腕頭：上腕骨の内側上顆／尺骨頭：尺骨の鈎状突起

🖉 特徴はこれだ！
円回内筋は、名前を見るだけで腕の前にある筋肉だってことが分かるんです。なぜかというと、名前に「回内」とついていますね。腕を内側に回す働きがあるということです。つまり、腕の前面になくてはいけない筋肉なのです。**ドアノブを回すといった、親指を内側にねじる動き**で使われます。

LESSON 6
上肢
Upper Limb

LESSON 6　上肢

▶ リストバンドのような"四角形"の筋肉

方形回内筋
ほう けい かい ない きん

プロネイター クアドラタス
Pronator quadratus

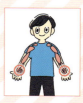

上肢後面

主な働き
前腕：回内、下橈尺関節の安定化

支配神経
正中神経（C8、T1）

日常動作
飲み物をコップに注ぐ、ボールを投げる

☑ **停止** 橈骨前面（遠位1/4）

☑ **起始** 尺骨前面（遠位1/4）

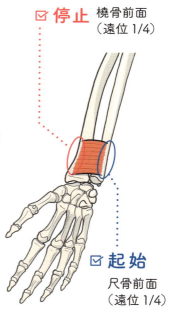

📝 特徴はこれだ！

前腕のなかにある筋肉のひとつです。円回内筋と働きは似ていますが、筋肉の位置と形が異なります。**リストバンドのように手首の前面に位置する**のが特徴です。この筋肉にも「回内」という言葉が使われていますから、前腕を内側にねじる動きで活躍しますよ。

形と名前が連動しているから覚えやすいね！

122

▶ フタを閉じるときに働く

回外筋
かい がい きん
スピネイター
Supinator

上肢後面

主な働き
前腕：回外

支配神経
橈骨神経（C6、C7）

日常動作
ネジを締める、容器のフタを開ける、バドミントンのバックハンド

☑ **停止** 橈骨（橈骨粗面と円回内筋停止部の間）

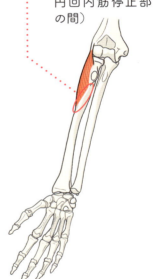

☑ **起始**
肘頭、外側上顆、外側側副靱帯、橈骨輪状靱帯

※起始は腕の後方

🖊 特徴はこれだ！
「回外」と名前についている筋肉は、腕の後面にありますよ。円回内筋と同様に腕をねじる動作で活躍する筋肉ですが、**親指を外側にまわす動きを行なうときに働く筋肉**ですね。橈側手根屈筋（p127）と似ていますが、前腕の橈骨で終わっている筋肉が回外筋だと覚えましょう。

LESSON 6
上肢
Upper Limb

LESSON 6 上肢

▶ 手首を曲げるための筋肉チーム

手根屈筋と長掌筋

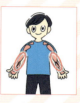

上肢後面

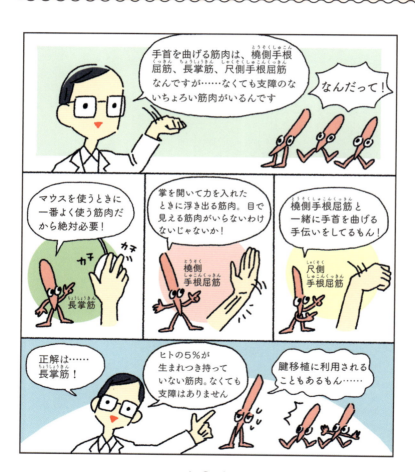

💡「手首を曲げる筋肉」は3つの筋肉をセットで覚えよう!

長掌筋 ⇒ P126
パルメィリス ロンガス
Palmaris longus

橈側手根屈筋 ⇒ P127
フレクサー カーパイ レィディアリス
Flexor carpi radialis

尺側手根屈筋 ⇒ P127
フレクサー カーパイ アルネィリス
Flexor carpi ulnaris

✏️ 特徴はこれだ!

橈側手根屈筋、尺側手根屈筋、長掌筋、この3つは、前腕に位置して手首を曲げるときに働く筋肉です。橈側というのは親指側、尺側というのは小指側を指すのですが、手首を曲げる筋肉はちゃんと両側に揃っています。**どちらも同じ「手首を曲げる」という働きを持つにもかかわらず両方に揃っているのは、片側だけに負荷がかかりすぎないようにしているのですね。**長掌筋は少し働きが異なって、掌を緊張させるための筋肉ですよ。

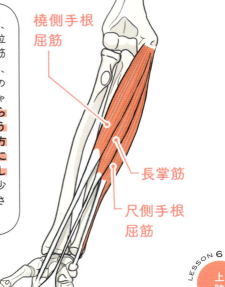

橈側手根屈筋
長掌筋
尺側手根屈筋

LESSON 6
上肢
Upper Limb

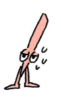

持ってない人集まれ〜

LESSON 6　上肢

▶生まれつきない人もいる！

長掌筋
ちょうしょうきん

パルメィリス ロンガス
Palmaris longus

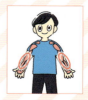

上肢後面

主な働き
肘：弱い屈曲作用／手首：屈曲、手掌腱膜を緊張させる

支配神経
正中神経（C7、C8）

日常動作
手首を曲げる、肘関節を曲げる、ボールを投げる、バレーボール

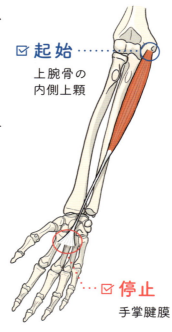

☑ **起始**
上腕骨の内側上顆

☑ **停止**
手掌腱膜

🖉 特徴はこれだ！

長掌筋は、ズバリ"ちょろい"筋肉。とても細い筋肉なので、特筆して何かに役に立っているとは言えません。**生まれつきこの筋肉がない人だっている**のですよ。もちろん、なくても困ることはありません。活躍する瞬間があるとすれば、腱の移植に使用されるときぐらいでしょうか？

▶ 親指側に位置する手首を曲げる筋肉

橈側手根屈筋
（とうそくしゅこんくっきん）

Flexor carpi radialis
フレクサー カーパイ レィディアリス

主な働き
手首：屈曲・外転（橈側偏位）

支配神経
正中神経（C6、C7）

日常動作
手首を曲げる、ボールを投げる、バレーボールのスパイク

☑ **起始**
上腕骨の内側上顆

☑ **停止**
第2中手骨底
（変異：第3中手骨底）

▶ 手首を曲げる筋肉は小指側にもアリ

尺側手根屈筋
（しゃくそくしゅこんくっきん）

Flexor carpi ulnaris
フレクサー カーパイ アルネィリス

主な働き
手首：屈曲・内転（尺側偏位）

支配神経
尺骨神経（C7-T1）

日常動作
金槌を打つ、剣道の竹刀を振る、バドミントンのスマッシュ

☑ **停止**
豆状骨、有鈎骨鈎、第5中手骨底

☑ **起始**
上腕頭：上腕骨の内側上顆／尺骨頭：尺骨の肘頭

LESSON 6
上肢
Upper Limb

LESSON 6　上肢

▶橈側には長さの違う筋肉がふたつある
手根伸筋
しゅこんしんきん

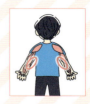

上肢後面

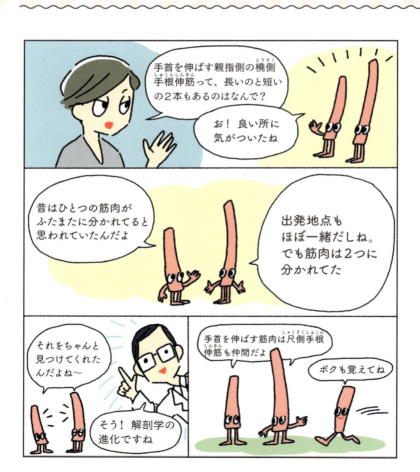

「手根伸筋」は3つの筋肉をセットで覚えよう!

尺側手根伸筋 ⇒ P130
イクステンサー カーパイ アルネィリス
Extensor carpi ulnaris

長橈側手根伸筋 ⇒ P131
イクステンサー カーパイ レイディアリス ロンガス
Extensor carpi radialis longus

短橈側手根伸筋 ⇒ P131
イクステンサー カーパイ レイディアリス ブレヴィス
Extensor carpi radialis brevis

🖉 特徴はこれだ!

手首を伸ばすための筋肉は、長橈側手根伸筋と短橈側手根伸筋という、**長い筋肉と短い筋肉が橈側に2本備わっています。このふたつの働きに大きな違いはありません**。むしろ、起始がほぼ一緒なのでは？ というぐらい似ているのです。しかし、筋肉はあきらかに2つに分かれているのですよ。セットで覚えてくださいね。もちろん反対側の尺側にも尺側手根伸筋という筋肉がちゃんと備わっていますよ。こちらは1本だけですね。

- 長橈側手根伸筋
- 短橈側手根伸筋
- 尺側手根伸筋

LESSON 6
上肢
Upper Limb

見つけてくれてサンキュー

LESSON 6 上肢

▶ 手首の動きをつかさどる

尺側手根伸筋
しゃく そく しゅ こん しん きん

イクステンサー カーパイ アルネィリス
Extensor carpi ulnaris

上肢後面

主な働き
手首：伸展・内転（尺側偏位）

支配神経
橈骨神経（C7、C8）

日常動作
ドアのノック

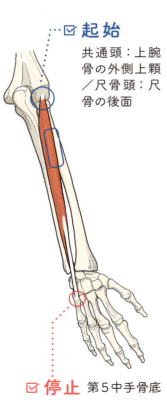

☑ **起始**
共通頭：上腕骨の外側上顆／尺骨頭：尺骨の後面

☑ **停止** 第5中手骨底

🖉 特徴はこれだ！

手首を伸ばしたり回内させる動きで使用される筋肉で、前腕の後面に位置しています。橈側には長い筋肉と短い筋肉のふたつがありますが、反対側の尺側はひとつの筋肉で動きを担っているんですね。とても細長い筋肉ですが、ドアをノックしたりといった手首のスナップを利かせる動きで活躍しますよ。

130

▶ 橈側にある「長い」伸筋

長橈側手根伸筋
ちょう とう そく しゅ こん しん きん

イクステンサー カーパイ レイディアリス ロンガス
Extensor carpi radialis longus

主な働き
肘：弱い屈曲作用／手首：伸展・外転（橈側偏位）

支配神経
橈骨神経（C6、C7）

日常動作
金槌を打つ、フライパンを振る、剣道で竹刀を振り上げる

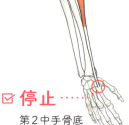

☑ 起始
上腕骨の外側上顆稜、外側筋間中隔

☑ 停止
第2中手骨底

▶ 筋肉の働きは長・短どちらも一緒

短橈側手根伸筋
たん とう そく しゅ こん しん きん

イクステンサー カーパイ レイディアリス ブレヴィス
Extensor carpi radialis brevis

主な働き
肘：弱い屈曲作用／手首：伸展・外転（橈側偏位）

支配神経
橈骨神経（C7、C8）

日常動作
金槌を打つ、フライパンを振る、剣道で竹刀を振り上げる

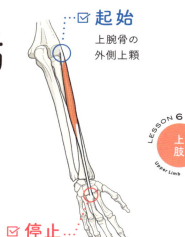

☑ 起始
上腕骨の外側上顆

☑ 停止
第3中手骨底

LESSON 6 上肢 Upper Limb

LESSON 6　上肢

▶ 指の関節を曲げるふたつの筋肉

指を曲げる筋肉

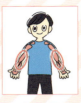

上肢後面

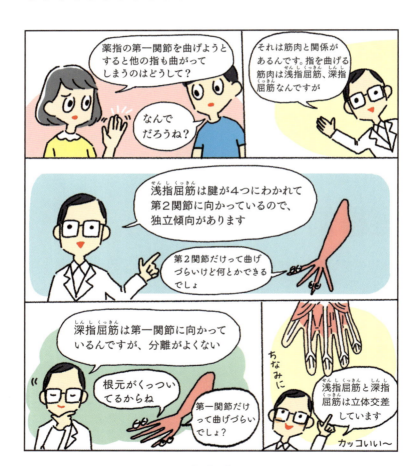

「指を曲げる筋肉」は2つの筋肉をセットで覚えよう！

浅指屈筋 ⇒ P134
フレクサー ディジトーラム スーパーフィシャリス
Flexor digitorum superficialis

深指屈筋 ⇒ P135
フレクサー ディジトーラム プロファンダス
Flexor digitorum profundus

✏️ 特徴はこれだ！

第2～5指（人差し指～小指）を曲げる筋肉は、**表層に近い（浅い）ものと深層に近い（深い）もののふたつ**があります。浅指屈筋は指の中の手首に近いほうの関節を曲げ、深指屈筋は指のもっとも先にある関節を曲げるときに働きます。**どちらも途中で腱が4つに分かれて指先に伸びています。でも、起始ではもともとひとつにまとまっています。一本の指だけ曲げようとしても他の指がくっついてきてしまう**ことがありますよね？ それは、これらの筋肉の作用によるところが大きいのです。

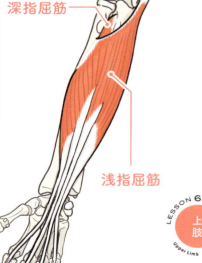

深指屈筋

浅指屈筋

LESSON 6 上肢 Upper Limb

LESSON 6　上肢

▶ ジャンケンの「グー」をつくっている

浅指屈筋
せんしくっきん

フレクサー ディジトーラム スーパーフィシャリス
Flexor digitorum superficialis

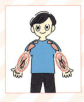

上肢後面

主な働き

肘：弱い屈曲作用／手首：屈曲／第2-5指のMCP関節・PIP関節：屈曲

支配神経

正中神経（C8、T1）

日常動作

手を握る、手首を曲げる、あらゆるスポーツにおける手を握る動作

☑ 起始

上腕尺骨頭：上腕骨の内側上顆、尺骨の鈎状突起／橈骨頭：橈骨前縁の上半部

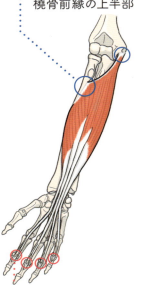

☑ 停止
第2-5指の中節骨（両縁）

🖉 特徴はこれだ！

浅指屈筋（せんしくっきん）は指を曲げる筋肉のひとつですが、手首に近い指の関節を曲げる働きがあります。**バットを握ったりジャンケンのグーをつくったりと、何かを「握る」動作で活躍**しますよ。スタートではひとつにまとまっていますが、手関節を過ぎると腱が4つに分かれ、第2〜5指の中節骨（ちゅうせつこつ）にそれぞれ向かう仕組みです。

▶ 指の先っぽを曲げている

深指屈筋
フレクサー ディジトーラム プロファンダス
Flexor digitorum profundus

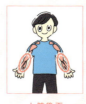

上肢後面

主な働き
手首：屈曲／第2-5指のMCP関節・PIP関節・DIP関節：屈曲

支配神経
正中神経（C8、T1）、
尺骨神経（C8、T1）

日常動作
手を握る、手首を曲げる、バットやラケットを握る動作

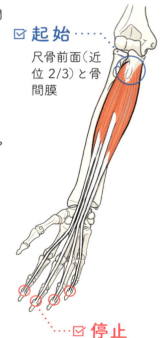

☑ **起始**
尺骨前面（近位2/3）と骨間膜

☑ **停止**
第2-5指の末節骨（掌側面）

🖊 特徴はこれだ！
深指屈筋は、指のもっとも先にある第一関節を曲げる筋肉です。停止の位置を見ると一目瞭然ですね！ちなみに、小指の第一関節を曲げようとすると、薬指や中指も同じように動いてしまいますよね。これは、**深指屈筋は浅指屈筋よりも分離が悪いので、独立して動かすことが難しい**からだと言えます。

LESSON 6
上肢
Upper Limb

LESSON 6 上肢

▶手先を器用に動かす立役者
長母指屈筋
フレクサー ポリシィス ロンガス
Flexor pollicis longus

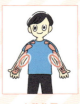
上肢後面

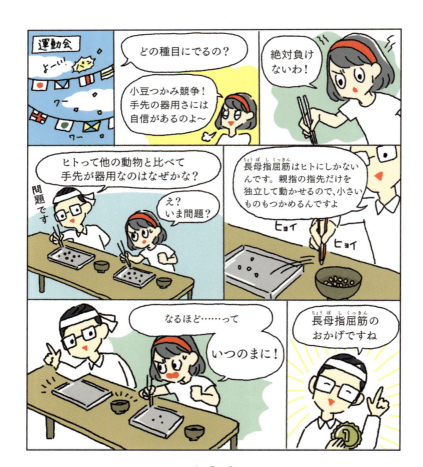

主な働き	手首：屈曲・外転（橈側偏位）／母指の手根中手関節・MCP関節・IP関節：屈曲
支配神経	正中神経（C8、T1）
日常動作	手を握る、手首を曲げる、あらゆるスポーツ動作

🖊 特徴はこれだ！

指先を動かすための筋肉のなかでも、とくに注目したいのが長母指屈筋です。これは、深指屈筋（p135）と兄弟のような存在。もともと、これらはあわせてひとつの筋肉だったのですが、進化の過程でふたつに分かれちゃいました。でもそのおかげで、**親指の指先だけを独立して器用に動かせる**ようになったのです。

☑ **起始**

橈骨前面（中央1/3）と骨間膜

☑ **停止**

母指の末節骨（掌側面）

LESSON 6
上肢
Upper Limb

LESSON 6　上肢

▶手先を器用に使うためには不可欠な筋肉
母指伸筋と母指外転筋
（ぼししんきん と ぼしがいてんきん）

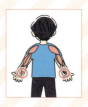

上肢後面

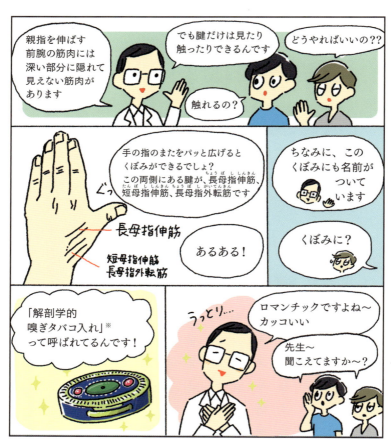

※嗅ぎタバコのケースは楕円で小さな宝石箱のような形をしているものが多いのです。手の甲のくぼみと形が似ていることからこう呼ばれています。

💡 「母指伸筋と母指外転筋」は3つの筋肉をセットで覚えよう！

長母指外転筋 ⇒ P140
アブダクター ポリシィス ロンガス
Abductor pollicis longus

短母指伸筋 ⇒ P141
イクステンサー ポリシィス ブレヴィス
Extensor pollicis brevis

長母指伸筋 ⇒ P141
イクステンサー ポリシィス ロンガス
Extensor pollicis longus

✏️ 特徴はこれだ！

親指を伸ばすために働く筋肉は
なんと3つもあるんです。親指っ
てそれだけ大事なのですね。手
に力を入れてパッと指のまたを
開くと親指の下に腱が浮き出る
のが分かりますか？ これが親
指を伸ばす腱なんですよ。この
うち一本だけ独立しているのが
長母指伸筋です。人差し指側に
あるのが短母指伸筋、これより
外側に位置するのが長母指外転
筋です。みな親指を伸ばすため
に働きますが、長母指外転筋だ
けは似たような動きをしつつも外
転させる働きも備えています。

長母指
外転筋

長母指伸筋

短母指伸筋

LESSON 6
上肢
Upper Limb

LESSON 6 上肢

▶親指を伸ばして外転させる

長母指外転筋
ちょうぼしがいてんきん

アブダクター ポリシィス ロンガス
Abductor pollicis longus

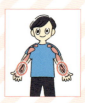
上肢前面

主な働き
手首：外転（橈側偏位）／母指の手根中手関節：外転

支配神経
橈骨神経（C7、C8）

日常動作
手の平を大きく広げる、あらゆるスポーツにおける手の平を開く動作

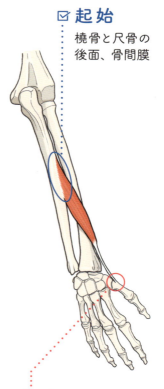

☑ **起始**
橈骨と尺骨の後面、骨間膜

☑ **停止** 第1中手骨底

特徴はこれだ！

前腕の後ろ側の深層部にある筋肉なのですが、力を入れて手をパッと広げたときに、腱だけは確認することができますね。親指を伸ばす役目を持ちますが、短母指伸筋、長母指伸筋とは少し働きが異なり、名前に「外転筋」と入っていることで分かる通り、**親指を外転させるときにも力を発揮する**筋肉です。

▶ 親指を伸ばすために働く筋肉

短母指伸筋
（たんぼししんきん）

イクステンサー ポリシィス ブレヴィス
Extensor pollicis brevis

主な働き
手首：外転（橈側偏位）／母指の手根中手関節・MCP関節：伸展

支配神経
橈骨神経（C7、C8）

日常動作
親指を反らせる、バレーボールのサーブやスパイク

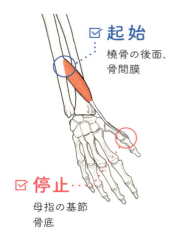

☑ 起始
橈骨の後面、骨間膜

☑ 停止
母指の基節骨底

▶ くぼみの人差し指側に位置

長母指伸筋
（ちょうぼししんきん）

イクステンサー ポリシィス ロンガス
Extensor pollicis longus

主な働き
手首：伸展・外転（橈側偏位）／母指の手根中手関節：外転／母指のMCP関節・IP関節：伸展

支配神経
橈骨神経（C7、C8）

日常動作
親指を反らせる、バレーボールのサーブやスパイク

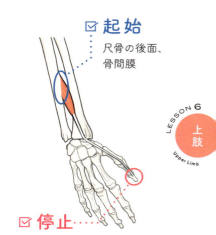

☑ 起始
尺骨の後面、骨間膜

☑ 停止
母指の末節骨底

LESSON 6　上肢　Upper Limb

LESSON 6 上肢

▶ 親指まわりにある4つの筋肉

母指球を形成する筋肉

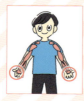

上肢前面

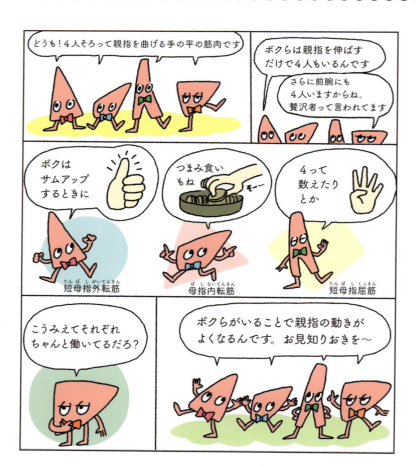

「母指球を形成する筋肉」は4つの筋肉をセットで覚えよう！

短母指外転筋 ⇒ P144
アブダクター ポリシィス ブレヴィス
Abductor pollicis brevis

母指内転筋 ⇒ P145
アダクター ポリシィス
Adductor pollicis

短母指屈筋 ⇒ P146
フレクサー ポリシィス ブレヴィス
Flexor pollicis brevis

母指対立筋 ⇒ P146
オポゥネンス ポリシィス
Opponens pollicis

特徴はこれだ！

親指専用の筋肉は、前腕に4つ、手の平にも4つで合計8個！ なんとも贅沢ですねえ。親指は中手骨の手前で二方向に動き、そこから先はただの曲げ伸ばししかできません。ですが、中手骨の付け根でまわることによって、親指は他の指と向かい合わせになることができます。これにより、人間はとても器用に物をつかむことができるのですね。ここでは母指球を形成する、短母指屈筋、母指内転筋、母指対立筋、短母指外転筋の仕組みを見ていきますよ。

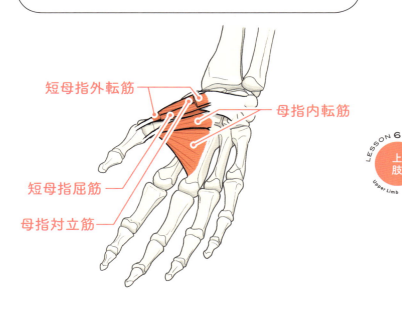

LESSON 6
上肢
Upper Limb

LESSON 6 上肢

▶手の平を思い切り広げるときに働く

短母指外転筋

アブダクター ポリシィス ブレヴィス
Abductor pollicis brevis

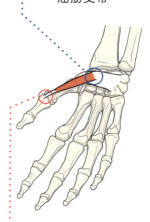
上肢前面

主な働き
母指のCMC関節：外転

支配神経
正中神経（C8、T1）

日常動作
手の平を大きく広げる、あらゆるスポーツにおける手の平を開く動作

☑ **起始** 舟状骨、大菱形骨、屈筋支帯

☑ **停止** 母指の基節骨底（橈側の種子骨を介して）

🖉 特徴はこれだ！

母指球を形成する4つの筋肉のなかでも、もっとも表層にあるのが、短母指外転筋ですね。**とても平べったい筋肉で、この筋肉の奥に短母指屈筋と母指対立筋が位置していますよ。**親指を外転させる働きを持つので、バレーボールでボールをブロックするときなど、手の平を大きく広げる動作で役立つ筋肉です。

ジャンケンの「パー」などでも使われますね

144

▶ 器用に物をつかむ！ヒトだけに許された筋肉

母指内転筋
Adductor pollicis

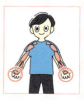

上肢前面

主な働き
母指のCMC関節：内転／母指のMCP関節：屈曲

支配神経
尺骨神経（C8、T1）

日常動作
物をつかむ動作、ラケット、バットなど道具を握って行なうあらゆるスポーツ

☑ **停止** 母指の基節骨底（尺側の種子骨を介して）

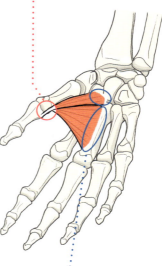

✏️ 特徴はこれだ！
母指内転筋があることで、中手骨の付け根で親指を内転させることができます。親指を他の指と向かい合わせにするときにも役立つのですね。**人間がとても器用な理由はコレ。物をしっかりつかむことができる**のです。この動作ができるのは人間だけ。サルやゴリラもできない動きなのですねえ。

☑ **起始**
横頭：第3中手骨（掌側面）、斜頭：有頭骨、第2・3中手骨底

LESSON 6
上肢
Upper Limb

LESSON 6 上肢

▶ 手で「4」を数えるときに登場

短母指屈筋
たんぼしくっきん

フレクサー ポリシィス ブレヴィス
Flexor pollicis brevis

主な働き
母指のCMC関節：屈曲

支配神経
浅頭：正中神経（C8、T1）／
深頭：尺骨神経（C8、T1）

日常動作
手を握る、バットやラケットを握る

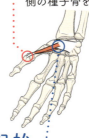

☑ 停止
母指の基節骨底（橈側の種子骨を介して）

☑ 起始
浅頭：屈筋支帯／
深頭：有頭骨、大菱形骨

▶ 親指を他の指と向き合わせる動きで働く

母指対立筋
ぼしたいりつきん

オポゥネンス ポリシィス
Opponens pollicis

主な働き
母指のCMC関節：対立

支配神経
正中神経（C8、T1）

日常動作
手を握る、物をつかむ、バットやラケットを握る

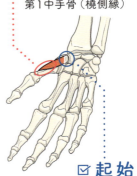

☑ 停止
第1中手骨（橈側縁）

☑ 起始
大菱形骨

146

▶ 指の伸筋のなかでは存在感も力もナンバーワン

総指伸筋
Extensor digitorum
イクステンサー ディジトーラム

上肢後面

主な働き
手首：伸展／第2-5指のMCP関節・PIP関節・DIP関節：伸展・外転

支配神経
橈骨神経（C7、C8）

日常動作
人差し指から小指までの指を伸ばす、手関節の背屈、バレーボールのサーブやスパイク

特徴はこれだ！
第2指（人差し指）から第5指（小指）まで、すべての関節を伸展させることができる唯一の存在であり、もっとも力を発揮する筋肉です。前腕の後面のほぼ中心を一直線にはしっているので存在感もピカイチですよね。指を伸ばす筋肉における、「総隊長」だと覚えておくと良いでしょう。

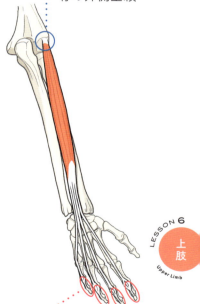

☑ 起始
共通頭：上腕骨の外側上顆

☑ 停止　第2-5指の指背腱膜

LESSON 6
上肢
Upper Limb

LESSON 6 上肢

▶主役をサポートするスリムな脇役

示指伸筋
イクステンサー インディシィス
Extensor indicis

上肢後面

主な働き
手首：伸展／示指のMCP関節・PIP関節・DIP関節：伸展

支配神経
橈骨神経（C7、C8）

日常動作
人差し指を伸ばす、手関節の背屈、バレーボールのサーブやスパイク

☑ **起始**
尺骨の後面、骨間膜

☑ **停止**
示指の指背腱膜

🖉 特徴はこれだ！
示指伸筋は、総指伸筋のお助け役です。**人差し指を伸ばす動きをサポートしている**んですね。見ての通りとても細い筋肉なので、そこまで大きな力は持っていないと言えますね。もともとは中指にも伸びていたのですが、ヒトが進化するなかで中指側の筋肉は退化してなくなってしまったのですよ。

人差し指に余分に筋肉があるのって不思議だな

▶ なんと！小指にもサポート役が

小指伸筋
Extensor digiti minimi
イクステンサー ディジタイ ミニマイ

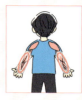
上肢後面

主な働き
手首：伸展・内転（尺側偏位）／第5指のMCP関節・PIP関節・DIP関節：伸展・外転

支配神経
橈骨神経（C7、C8）

日常動作
小指を伸ばす、手関節の背屈、バレーボールのサーブやスパイク

☑ **起始**
共通頭：上腕骨の外側上顆

☑ **停止**
第5指の指背腱膜

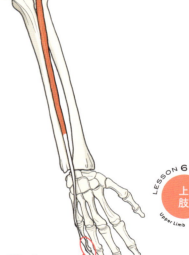

🖉 特徴はこれだ！

人差し指の伸展をサポートする示指伸筋（p148）と同様に、**小指にも伸展と外転をサポートする筋肉があるのです。それが、この小指伸筋**ですね。あくまでも主役の筋肉は別にありますから、主役をちょっとお助けしているというぐらいでしょうか。あっても、なくても大丈夫、そんな筋肉ですね。

LESSON 6 上肢 Upper Limb

149

LESSON 6 上肢

▶ 小指球を形成する筋肉チーム

小指の筋肉

上肢前面

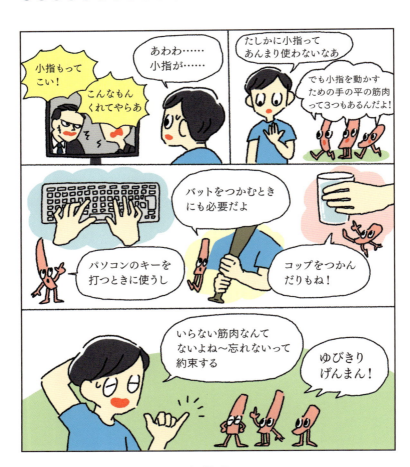

「小指の筋肉」は3つの筋肉をセットで覚えよう!

短小指屈筋 ➡ P152
フレクサー ディジタイ ミニマイ ブレヴィス
Flexor digiti minimi brevis

小指外転筋 ➡ P153
アブダクター ディジタイ ミニマイ
Abductor digiti minimi

小指対立筋 ➡ P153
オポッネンス ディジタイ ミニマイ
Opponens digiti minimi

特徴はこれだ!

母指球と同じように小指側にも膨らみがありますね。これを小指球と呼びます。ここで紹介する筋肉は、その小指球を形成する3つの筋肉です。**短小指屈筋、小指外転筋、小指対立筋、これらが小指の動き専用で働いています**。でも親指ほど機能的かというと、たいしたことはないのです。小指をケガしても日常生活では困ることってそんなにないと思いませんか? 指の筋肉でもっとも大事なのは親指なのです。

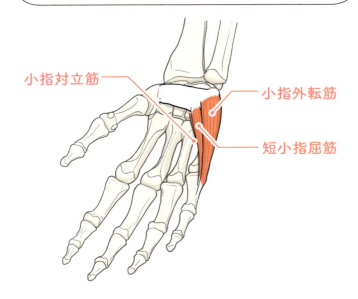

LESSON 6 上肢 Upper Limb

LESSON 6 上肢

▶ 小指の動きはお任せあれ

短小指屈筋
たんしょうしくっきん

フレクサー ディジタイ ミニマイ ブレヴィス
Flexor digiti minimi brevis

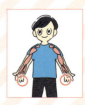

上肢前面

主な働き
小指のMCP関節：屈曲

支配神経
尺骨神経（C8、T1）

日常動作
缶やビンを持つ、ラケットやバットを握る

☑ **起始** 有鉤骨鈎、屈筋支帯

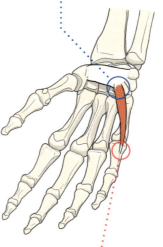

☑ **停止**
第5基節骨底

🖊 特徴はこれだ！

小指の膨らみを形成する筋肉のひとつである短小指屈筋は、物をつかむために小指を曲げる動作で働く筋肉です。**小指専用の筋肉なので、親指の筋肉と比べると働きは"たいしたことない"**。短小指屈筋と小指対立筋（p153）はとても似たような働きをするのが特徴です。小指外転筋（p153）とも一緒にセットで覚えましょうね。

▶ 小指球の表層に位置する

小指外転筋
Abductor digiti minimi

主な働き
小指の MCP 関節：屈曲・外転／小指の PIP 関節・DIP 関節：伸展

支配神経
尺骨神経（C8、T1）

日常動作
特になし

☑ 起始 豆状骨

☑ 停止
第5基節骨底（尺側）、小指の指背腱膜

▶ 小指を親指側に引き寄せる

小指対立筋
Opponens digiti minimi

主な働き
小指の MCP 関節：対立

支配神経
尺骨神経（C8、T1）

日常動作
物をつかむ、ラケットやバットを握る

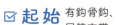
☑ 起始 有鈎骨鈎、屈筋支帯

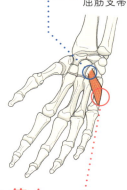
☑ 停止
第5中手骨（尺側縁）

LESSON 6　上肢

▶指のつけ根の関節を動かすための筋肉

骨間筋と虫様筋

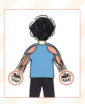

上肢後面

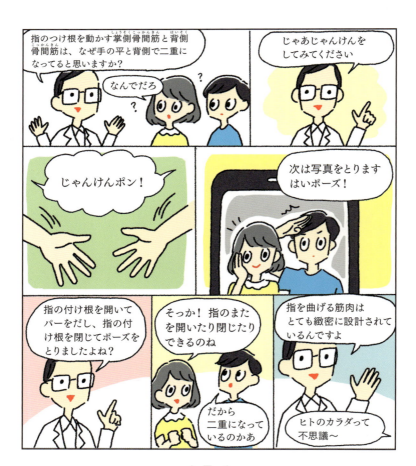

「骨間筋と虫様筋」は3つの筋肉をセットで覚えよう!

虫様筋 ⇨ P156
ランブリカル
Lumbrical

掌側骨間筋 ⇨ P157
パルマー インターロスィアイ
Palmar interossei

背側骨間筋 ⇨ P158
ドーサル インターロスィアイ
Dorsal interossei

📝 特徴はこれだ！

指の付け根の関節を動かすのは、掌側骨間筋と背側骨間筋の役目です。指の付け根を曲げる動きはどちらにも共通していますが、指のまたを閉じるためと、開くためで逆方向に配置されているのです。ここでポイント！ 指の関節を曲げる筋肉は前腕にありましたよね。でも、**指の付け根だけ曲げるときは手の平の筋肉が働くのです。指を伸ばす筋肉は大雑把につくられていますが、曲げるための筋肉はキレイに役割分担されている**のですねえ。虫様筋は握る力を調節するセンサーという、ちょっと変わった特徴を持っていますよ。

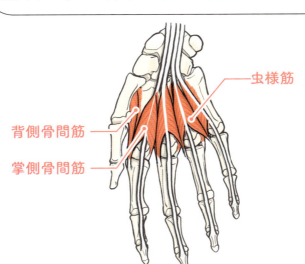

虫様筋
背側骨間筋
掌側骨間筋

LESSON 6
上肢
Upper Limb

LESSON 6　上肢

▶ 握る力を調節するセンサー

虫様筋
ちゅうようきん

ランブリカル
Lumbrical

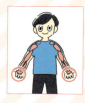
上肢前面

主な働き
第2-5指：MCP関節の屈曲・PIP・DIP関節の伸展

支配神経
第1、2虫様筋：正中神経（C8、T1）／第3、4虫様筋：尺骨神経（C8、T1）

日常動作
物を指先でつまむ、指を伸ばしたまま付け根だけ曲げる、ラケットやバットを握る

✐ 特徴はこれだ！
まさに「虫」のように筋肉が伸びていますよね。だからこんな特殊な名前がついちゃったのです。**指の曲げ伸ばしの力としてはたいしたことはないのです。でも、指にかかる力を感じるセンサーを備えている**という説があります。このセンサーのおかげで、物を握るときに力加減を調節することができるのです。

☑ 起始
第1・第2：深指屈筋腱（橈側縁）／第3・第4：深指屈筋腱（隣接する2腱の橈側縁と尺側縁から起始する、2頭）

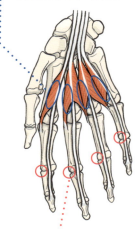

☑ 停止
指背腱膜
第1：第2指／第2：第3指／第3：第4指／第4：第5指

▶ 指の付け根を動かす手の平側の筋肉

掌側骨間筋
Palmar interossei
パルマー インターロスィァイ

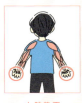
上肢後面

主な働き
第2、4、5指：MCP関節の屈曲・PIP・DIP関節の伸展、第3指を中心とした内転

支配神経
尺骨神経（C8、T1）

日常動作
飲み物をコップに注ぐ、容器のフタを回して開ける、ゴルフや野球のスイング動作、テニスのスマッシュ

☑ 起始
第1：第2中手骨（尺側面）／第2：第4中手骨（橈側面）／第3：第5中手骨（橈側面）

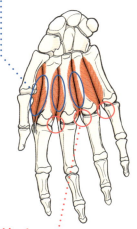

☑ 停止
第2～5指の指背腱膜と基節骨底
第1：第2指（尺側）／第2：第4指（橈側）／第3：第5指（橈側）

🖉 特徴はこれだ！
指の付け根を動かす筋肉は、掌側骨間筋と背側骨間筋（p158）です。なぜ手の平側と背側で二重になっているかというと、指の付け根の関節は、曲げ伸ばしのほかにまたを開いたり閉じたりしますよね。だから、指を広げる方と閉じる方で二重にしてあるのです。**手の平側は指のまたを閉じる役目**を担っていますよ。

LESSON 6
上肢
Upper Limb

157

LESSON 6 　上肢

▶ 指のまたを広げる

背側骨間筋
はい そく こっ かん きん

ドーサル インターロスィアイ
Dorsal interossei

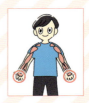

上肢前面

主な働き
第2-4指：MCP関節の屈曲・PIP・DIP関節の伸展、第3指を中心とした外転

支配神経
尺骨神経（C8、T1）

日常動作
じゃんけんの「パー」

☑ 起始
第1：2頭第1・2中手骨（相対する面）／第2：2頭第2・3中手骨（相対する面）／第3：2頭第3・4中手骨（相対する面）／第4：2頭第4・5中手骨（相対する面）

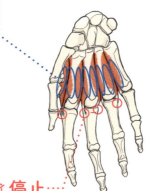

☑ 停止
第2〜4指の背側腱膜と基礎骨底
第1：第2指（橈側）／第2：第3指（橈側）／第3：第3指（尺側）／第4：第4指（尺側）

🖋 特徴はこれだ！
掌側骨間筋（p157）と同様に、**指の付け根の関節を動かします。指のまたを開くのが背側骨間筋ですね。**掌側骨間筋と逆方向に配置されていますよ。どちらも指の付け根を曲げるという動きは共通です。指の中にある関節を曲げるのは前腕にある筋肉、指の付け根だけ曲げるときは手の平の筋肉が使われるのですね。

LESSON 7

下 肢

[Lower Limb]

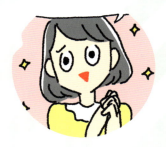

LESSON 7 下肢

LESSON 7 下肢 [Lower Limb]
に登場する筋肉

教えて！坂井先生

下肢にある筋肉の特徴＆豆知識

下肢の筋肉は、カラダを支えて歩く、というところがもっとも大きな役割ですね。頭や内臓がつまった上半身を支えて運ぶという働きに特化しています。

この筋肉ぜーんぶが足を動かすために働いてるの？

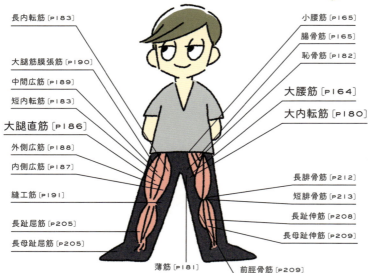

長内転筋 [P183]
大腿筋膜張筋 [P190]
中間広筋 [P189]
短内転筋 [P183]
大腿直筋 [P186]
外側広筋 [P188]
内側広筋 [P187]
縫工筋 [P191]
長趾屈筋 [P205]
長母趾屈筋 [P205]

小腰筋 [P165]
腸骨筋 [P165]
恥骨筋 [P182]
大腰筋 [P164]
大内転筋 [P180]
長腓骨筋 [P212]
短腓骨筋 [P213]
長趾伸筋 [P208]
長母趾伸筋 [P209]
前脛骨筋 [P209]
薄筋 [P181]

160

細かく見ていけば、股関節を曲げる、伸ばす、外転させる、内転させる。それから、カラダを支える、足首を曲げる、伸ばす、それぞれに役割が分かれていますよ。

役割分担がきっちりしていないと、歩いたり、走ったりもできないんだね。

でも、上肢に比べると"ちょろい筋肉"も多いんですよ。たとえば足の指を動かす筋肉は手の指ほど精密な動きを求められないぶん、あまり重要視されていません。

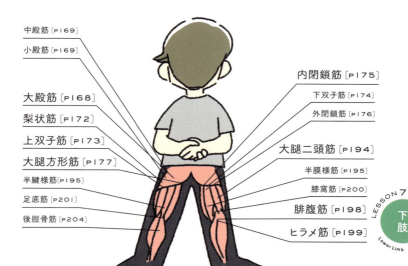

LESSON 7 下肢

▶ 股関節を曲げるために力を発揮する

複合筋
腸腰筋
イリオソウァス
Iliopsoas

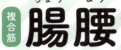

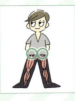

下肢前面

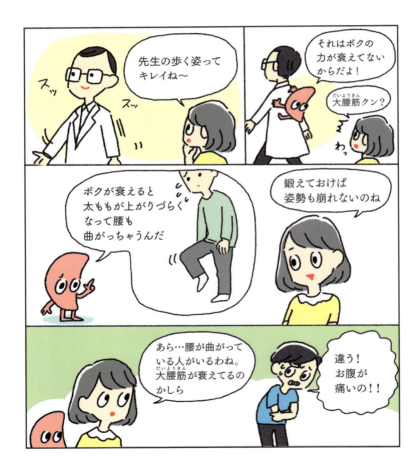

「腸腰筋」は3つの筋肉をセットで覚えよう!

大腰筋 ⇒ P164
ソウアス メジャー
Psoas major

小腰筋 ⇒ P165
ソウアス マイナー
Psoas minor

腸骨筋 ⇒ P165
イライァカス
Iliacus

特徴はこれだ!

股関節を屈曲させる役目を持つ筋肉を、腸腰筋と呼びます。腸腰筋に分類されるのが、大腰筋、腸骨筋、小腰筋の3つですね。とはいえ、**大事なのは大腰筋と腸骨筋のみ。これらの筋肉は、股関節を曲げる動きを一緒になって行なっています。** だから、ふたつの筋肉の名前からひと文字ずつとって、腸腰筋と呼ぶんですね。残念ながら精鋭部隊に漏れた小腰筋はとても小さな筋肉。あまり活躍する場所がありません。

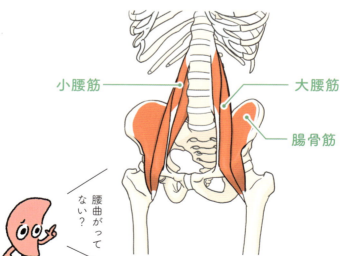

小腰筋　大腰筋　腸骨筋

腰曲がってない?

LESSON 7
下肢
Lower Limb

LESSON 7 下肢

▶ 股関節を曲げる立役者

大腰筋
だ　よう　きん

ソウァス メジャー
Psoas major

下肢前面

主な働き
股関節：屈曲・外旋／腰部脊柱：大腿を固定した状態で片側が収縮すると体幹を同側に曲げる、仰臥位で両側が収縮すると体幹を引き起こす

支配神経
腰神経叢から直接でる枝（L2、L4）

日常動作
太ももを上げる、ランニング、階段を昇る、ボールを蹴る

📝 特徴はこれだ！
大腰筋は股関節を屈曲させるときに働く筋肉です。背骨の腰椎から起こっていますね。これは俗に言うインナーマッスル。外からはまったく見えないし触ることもできない。けれど、**腸骨筋とともに、股関節を曲げるときにとても大きな力を発揮**します。ランニングや階段を昇る動作などで主に働きますよ。

☑ 起始
浅層：第12胸椎－第4腰椎の椎骨と椎間円板（外側面）／深層：第1－5腰椎の椎骨（肋骨突起）

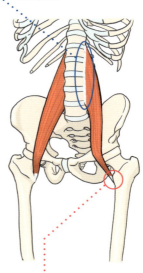

☑ 停止 小転子

164

▶股関節屈曲のサポート役

小腰筋
しょうようきん

ソウァス マイナー
Psoas minor

主な働き
体幹の若干の屈曲

支配神経
腰神経叢からの直接の枝（L2-L4）

日常動作
太ももを上げる、ランニング、階段を昇る、ボールを蹴る

☑ **起始**
第12胸椎、第1腰椎、および椎間円板（外側面）

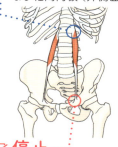

☑ **停止**
恥骨櫛、腸恥隆起、腸骨筋膜：下位の線維は鼡径靱帯に達する

▶歩行時にカラダのバランスを整える

腸骨筋
ちょうこつきん

イライァカス
Iliacus

主な働き
股関節：屈曲・外旋／腰部脊柱：大腿を固定した状態で片側が収縮すると体幹を同側に曲げる、仰臥位で両側が収縮すると体幹を引き起こす

支配神経
大腿神経（L2-L4）

日常動作
太ももを上げる、ランニング、階段を昇る、ボールを蹴る

☑ **起始** 腸骨窩

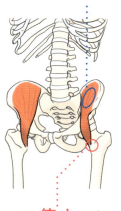

☑ **停止** 小転子

LESSON 7
下肢
Lower Limb

165

LESSON 7 下肢

▶ ヒトの歩行・立位に欠かせない働き者

お尻まわりの筋肉

下肢後面

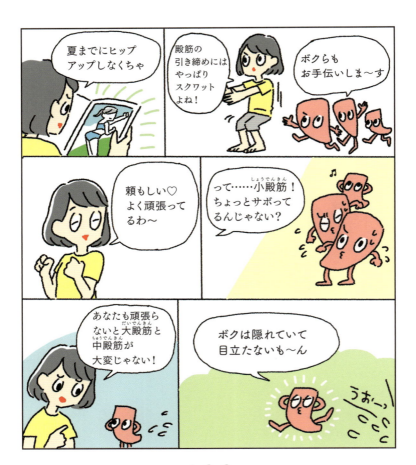

「お尻まわりの筋肉」は3つの筋肉をセットで覚えよう！

大殿筋 ⇒ P168
グルティアス マキシマス
Gluteus maximus

中殿筋 ⇒ P169
グルティアス ミディアス
Gluteus medius

小殿筋 ⇒ P169
グルティアス ミニマス
Gluteus minimus

特徴はこれだ！

お尻まわりの筋肉はそれぞれ異なる働きを持っています。股関節を伸ばす役割を持つのは大殿筋、股関節を開いたり外転させる働きを持つのが中殿筋と小殿筋ですね。**ヒトはこれらの筋肉がとっても発達しています。なぜかというとヒトは二足歩行だから**。大殿筋は立ち上がったときに上半身が前に倒れないように、股関節を後ろに引っ張り上げる役目も持っています。中殿筋と小殿筋は片足で立ったときに、もう片方の足の方向へ股関節を引っ張り上げてバランスをとっているのです。これだけ働くのだから、立派に発達するのもうなずけますよね。

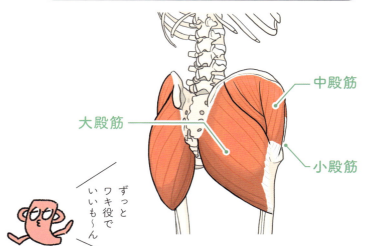

ずっとワキ役でいいも〜ん

LESSON 7
下肢
Lower Limb

LESSON 7 下肢

▶カラダを直立させている

大殿筋
グルティアス マキシマス
Gluteus maximus

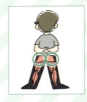

下肢後面

主な働き
筋全体：股関節の伸展・外旋・矢状面および冠状面における股関節の安定化／上部の筋束：股関節の外転／下部の筋束：股関節の内転

支配神経
下殿神経（L5-S2）

日常動作
歩く、走る、ランニング、ダッシュ、ジャンプ

特徴はこれだ！

大殿筋は、大腿骨の後ろの骨にくっついています。いわゆる**お尻の形をつくりだす筋肉として有名**ですが、どんな働きをしているかはピンとこないかもしれません。大殿筋は主に股関節の伸展で働きます。歩行時にとても役立っている筋肉で、大殿筋がなければ歩くどころか直立することもできないのですよ。

☑ **起始**
仙骨（後面の外側部）、腸骨（殿筋面の後部）、胸腰筋膜、仙結節靱帯

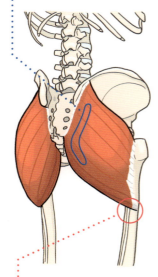

☑ **停止** 最上部の筋束：腸脛靱帯／大部分の筋束：殿筋粗面

168

▶ 歩行時に姿勢のバランスを取る

中殿筋
ちゅうでんきん

グルティアス ミディアス
Gluteus medius

主な働き
筋全体：股関節の外転・冠状面における骨盤の安定化／外側部の筋束：股関節の屈曲・内旋／内側部の筋束：股関節の伸展・外旋

支配神経
上殿神経（L4 - S1）

日常動作
足を横に踏み出す、サイドステップ

☑ **起始**
腸骨（殿筋面、前・後殿筋線に挟まれた部分）

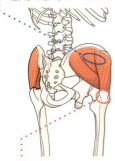

☑ **停止**
大腿骨の大転子（外側面）

▶ 中殿筋の働きを陰ながら応援

小殿筋
しょうでんきん

グルティアス ミニマス
Gluteus minimus

主な働き
筋全体：股関節の外転・冠状面における骨盤の安定化／外側部の筋束：股関節の屈曲・内旋／内側部の筋束：股関節の伸展・外旋

支配神経
上殿神経（L4 - S1）

日常動作
足を横に踏み出す、サイドステップ

☑ **起始**
腸骨（殿筋面、中殿筋の起始部よりも下方の部分）

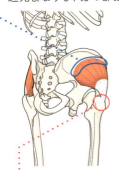

☑ **停止**
大腿骨の大転子（前外側面）

LESSON 7
下肢
Lower Limb

LESSON 7 下肢

▶股関節を外旋させるための筋肉チーム

複合筋 **外旋筋群**

目立たないけど知っておこう

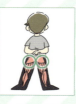
下肢後面

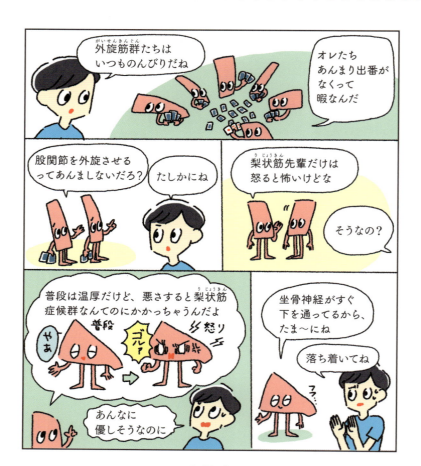

170

「外旋筋群」は6つの筋肉をセットで覚えよう!

梨状筋 ⇒ P172	上双子筋 ⇒ P173	下双子筋 ⇒ P174
ピリフォーミス **Piriformis**	ジェメラス スーピァリア **Gemellus superior**	ジェメラス インフィァリア **Gemellus inferior**

内閉鎖筋 ⇒ P175	外閉鎖筋 ⇒ P176	大腿方形筋 ⇒ P177
オブチュレイター インターナス **Obturator internus**	オブチュレイター イクスターナス **Obturator externus**	クワドラタス フェモリス **Quadratus femoris**

特徴はこれだ!

外旋筋群に分類される筋肉は、**大腿骨を外旋させたり、ヒザを外側に回旋させる働きを持っています**。働きそのものはあまり顕著ではありません。それは、股関節を外旋させるシチュエーションってそもそも日常生活ではあまり遭遇することがないからなのです。ですが、どんな筋肉が外旋筋群に含まれているのかは覚えておく必要がありますよ。

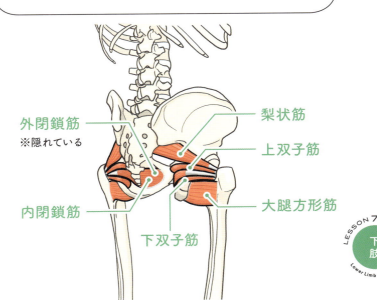

- 外閉鎖筋 ※隠れている
- 内閉鎖筋
- 下双子筋
- 梨状筋
- 上双子筋
- 大腿方形筋

LESSON 7 下肢 Lower Limb

LESSON 7 下肢

▶ 坐骨神経の通り道をつくりだす

梨状筋
ピリフォーミス
Piriformis

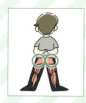

下肢後面

主な働き

股関節の外旋・外転・伸展、股関節の安定化

支配神経

仙骨神経叢から直接出る枝（S1、S2）

日常動作

歩行時の方向転換、あらゆるスポーツで身体の向きを変える際の軸足の動き

☑ **起始** 仙骨の前面

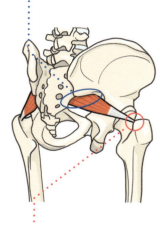

☑ **停止** 大腿骨の大転子（尖端）

🖉 特徴はこれだ！

外旋筋群に分類される梨状筋は、**大腿骨を外旋させてヒザを外側に向ける筋肉**です。働きそのものはあまり顕著でないにも関わらず、梨状筋はちょっぴり有名。それは、骨盤の後ろに坐骨神経や血管が通り抜けていく窓があるんですが、この大きな穴を梨状筋がつくりだしているからなのです。

梨状筋が悪さすると梨状筋症候群が起こるんだって！

172

▶ 自転車にまたがる際に使われる

上双子筋

ジェメラス スーピァリア
Gemellus superior

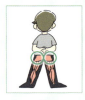

下肢後面

主な働き
股関節の外旋・内転・伸展（関節の位置によって外転作用も持つ）

支配神経
仙骨神経叢から直接出る枝（L5、S1）

日常動作
歩行時の方向転換、あらゆるスポーツで身体の向きを変える際の軸足の動き

🖊 特徴はこれだ！

大腿骨を外旋させる働きを持つ、続いての筋肉は双子筋です。**双子筋は上下で分かれているのでセットで覚えましょう**ね。それぞれ起始の位置は異なりますが、停止している位置は同じ。働きや仕組みもほぼ同じだといえます。上双子筋は梨状筋（p172）と内閉鎖筋（p175）の間に位置しています。

☑ **起始** 坐骨棘

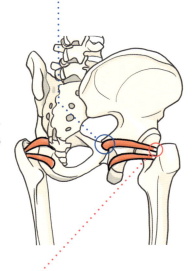

☑ **停止** 大腿骨の大転子（内側面）、内閉鎖筋の腱とともに停止する

LESSON 7 下肢

▶ 内閉鎖筋をサポートする双子の片割れ

下双子筋
ジェメラス インフィアリア
Gemellus inferior

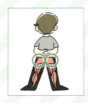
下肢後面

主な働き
股関節の外旋・内転・伸展（関節の位置によって外転作用も持つ）

支配神経
仙骨神経叢から直接出る枝（L5、S1）

日常動作
歩行時の方向転換、あらゆるスポーツで身体の向きを変える際の軸足の動き

☑ **停止** 大腿骨の大転子（内側面）、内閉鎖筋の腱とともに停止する

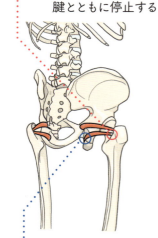

☑ **起始** 坐骨結節

✏️ 特徴はこれだ！

下双子筋は内閉鎖筋（p175）の下縁に位置する、とても小さな筋肉です。上双子筋（p173）と同様に、大きな作用は持っていませんが、**内閉鎖筋の働きをサポートする役割**を担っているといえますね。スポーツのプレー中や日常生活で、一歩足を踏み出すときなどにも使われる筋肉です。

内閉鎖筋の「下縁」にあるから下双子筋だね

174

▶ 股関節の外旋時に力を発揮

内閉鎖筋
オブチュレイター インターナス
Obturator internus

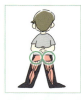

下肢後面

主な働き
股関節の外旋・内転・伸展（関節の位置によって外転作用も持つ）

支配神経
仙骨神経叢から直接出る枝（L5、S1）

日常動作
歩行時の方向転換、あらゆるスポーツで身体の向きを変える際の軸足の動き

🖉 特徴はこれだ！

股関節を外旋させるときに、もっとも大きな力を発揮するのが、内閉鎖筋です。梨状筋（p172）のつくりだす窓の下に、もうひとつ**閉鎖孔と呼ばれる窓があるのですが、この内側から伸びているのが特徴です**。平泳ぎを泳ぐときの足の動きは、まさにこの内閉鎖筋の力が役立っている瞬間です。

☑ **停止** 大腿骨の大転子（内側面）

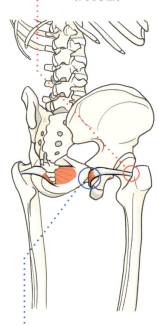

☑ **起始**
閉鎖膜とこれを縁どる恥骨と坐骨の内面

LESSON 7
下肢
Lower Limb

175

LESSON 7 下肢

▶ 股関節を内転させる力も併せ持つ

外閉鎖筋
オブチュレイター イクスターナス
Obturator externus

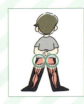

下肢後面

主な働き
股関節：内転・外旋、矢状面での骨盤の安定化

支配神経
閉鎖神経（L3、L4）

日常動作
歩行時の方向転換、あらゆるスポーツで身体の向きを変える際の軸足の動き

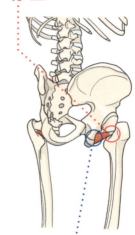

☑ **停止** 大腿骨の転子窩

☑ **起始**
閉鎖膜とこれを縁どる骨の外面

📝 特徴はこれだ！

内閉鎖筋（p175）とセットで覚えたいのが外閉鎖筋です。閉鎖孔の外側に位置する筋肉で、**内閉鎖筋と同様に股関節を外旋させる力を持っていながらも、さらに股関節を内転させる**働きを備えています。「内転」というのは、分かりやすくいうとヒザを閉じる動作。とはいえ、深層にある筋肉なので作用はそこまで大きくはありません。

内閉鎖筋とは裏表の関係にあるんだね

176

▶ 四角く厚みのある筋肉
大腿方形筋
クワドラタス フェモリス
Quadratus femoris

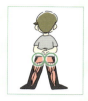
下肢後面

主な働き
股関節の外旋・内転

支配神経
仙骨神経叢から直接出る枝（L5、S1）

日常動作
歩行時の方向転換、あらゆるスポーツでカラダの向きを変える際の軸足の動き

☑ **停止** 大腿骨の転子間稜

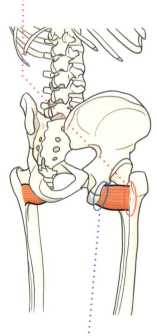

☑ **起始**
坐骨結節の外側縁

🖉 特徴はこれだ！

股関節を外旋させるために働く筋肉はまだまだありますよ！ 大腿方形筋は**その名前の通り、四角い形をしています**ね。下双子筋（p174）の下縁に位置しています。面積だけを見るとそこまで大きな筋肉ではありませんが、実はとても分厚い筋肉なんですね。股関節を外旋させるときにも大きな力で貢献しています。

LESSON 7
下肢
Lower Limb

LESSON 7 下肢

▶ 股関節を内転させる主力たち

複合筋
内転筋群

鍛えれば太ももがスッキリ

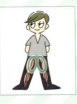
下肢前面

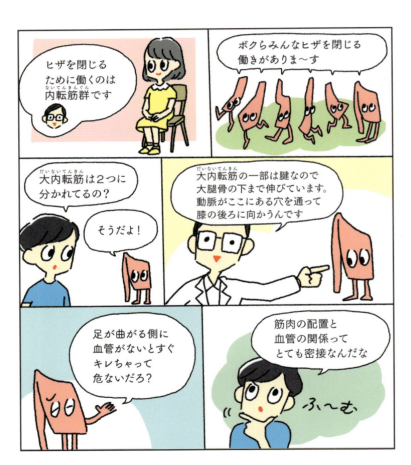

「内転筋群」は5つの筋肉をセットで覚えよう!

大内転筋 ⇨ P180
アダクター マグナス
Adductor magnus

薄筋 ⇨ P181
グラシィリス
Gracilis

恥骨筋 ⇨ P182
ペクティニアス
Pectineus

長内転筋 ⇨ P183
アダクター ロンガス
Adductor longus

短内転筋 ⇨ P183
アダクター ブレヴィス
Adductor brevis

特徴はこれだ!

股関節を内転させる筋肉として外閉鎖筋（p176）が登場しましたが、一番の主役は別にいます。それがこれから登場する内転筋群に分類される筋肉なのです。太ももの内側にある筋肉たちですね。**内転筋群の主な働きはヒザを閉じるということ**。これらの位置関係はなかなか区別がつきにくいのですが、もっとも上にあるのが恥骨筋で、その下に長内転筋があります。後ろにまわると大内転筋があり、長内転筋と大内転筋の間に短内転筋が挟まれています。ひとつだけ離れているのが薄筋ですね。それぞれの位置を単体で覚えるのではなく、セットで覚えることで分かりやすくなりますよ。

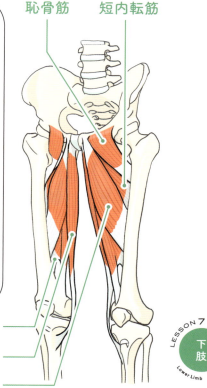

恥骨筋　短内転筋

大内転筋

薄筋

長内転筋

LESSON 7
下肢
Lower Limb

LESSON 7 下肢

▶ 股関節の内転＋伸展の力も持つ

大内転筋
アダクター マグナス
Adductor magnus

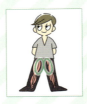

下肢前面

主な働き
股関節：内転・外旋・伸展（浅部は内旋作用もある）、冠状面と矢状面で骨盤を安定化する

支配神経
内側部：脛骨神経（L4）／外側部：閉鎖神経（L2-L4）

日常動作
股を閉じる、平泳ぎのキック、あらゆるスポーツ動作

✐ 特徴はこれだ！
内転筋群のなかでもっとも立派な大内転筋は、股関節を内転する働き以外にもうひとつ、大事な役目を持っています。それは **股関節を伸展させる力** です。スクワットをするときに太ももの内側に刺激が加わりますよね。これは股関節が伸ばされているということなのですが、大内転筋の力によるところが大きいと言われています。

☑ **起始**
恥骨下枝、坐骨枝、坐骨結節

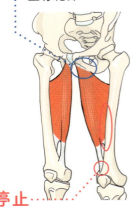

☑ **停止**
内側部（腱性の停止部）：大腿骨の内転筋結節／外側部（筋性の停止部）：粗線の内側唇

大内転筋の穴は動脈の通り道になっています

▶ 脛骨まで伸びて停止する異色の筋肉

薄筋
はっきん

グラシィリス
Gracilis

停止位置に注目！

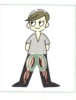
下肢前面

主な働き
股関節：内転・屈曲／膝関節：屈曲と内旋

支配神経
閉鎖神経（L2、L3）

日常動作
股を閉じる、平泳ぎのキック、あらゆるスポーツ動作

☑ 起始
恥骨下枝（恥骨結合より下方の部分）

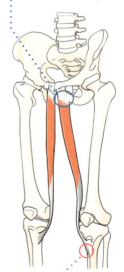

🖉 特徴はこれだ！

薄筋は内転筋群のなかでもちょっと変わり種ですね。内転筋群に分類される筋肉はどれも大腿骨の裏側で停止しているのですが、**薄筋だけは脛骨まで伸びています**。だから、股関節まわりの筋肉と呼ばれていますが、半分はウソ。筋肉の半分はヒザまわりにありますからね。でも内転筋群の一部なんです。

☑ 停止
脛骨粗面よりも内側の部分に停止する。停止腱は縫工筋腱や半腱様筋腱とともに鵞足を形成する

LESSON 7 下肢

▶恥骨から起こり股関節を内転させる

恥骨筋
ちこつきん

ペクティニァス
Pectineus

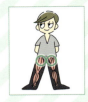

下肢前面

主な働き
股関節：内転・外旋・わずかな屈曲、冠状面と矢状面での骨盤の安定化

支配神経
大腿神経、閉鎖神経（L2、L3）

日常動作
股を閉じる、平泳ぎのキック、あらゆるスポーツ動作

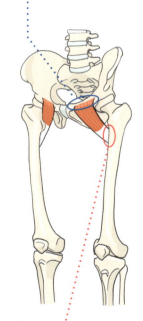

☑ **起始** 恥骨櫛

☑ **停止**
大腿骨（恥骨筋線、粗線の近位部）

📝 特徴はこれだ！

恥骨筋は、骨盤を横から見たときにその位置関係が分かりやすいですね。骨盤の中央部分を仙骨、両側を寛骨、寛骨の前面下部を恥骨と呼びます。この**恥骨から起こっている筋肉だから恥骨筋**というわけです。内転筋群のなかでは、唯一、**閉鎖神経以外の支配を受ける**という点が特徴です。

▶恥骨筋のすぐ下に位置

長内転筋
ちょうないてんきん

アダクター ロンガス
Adductor longus

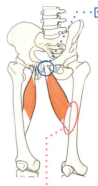

☑ 起始

恥骨上枝、恥骨結合の前面

主な働き
股関節：内転・屈曲（70°までの屈曲位）・伸展（80°以上の屈曲位）、冠状面と矢状面での骨盤の安定化

支配神経
閉鎖神経（L2-L4）

日常動作
股を閉じる、平泳ぎのキック、走る際に足を前方に振る動き

☑ 停止

大腿骨（粗線中央1/3の内側唇）

▶長内転筋と大内転筋に挟まれた筋肉

短内転筋
たんないてんきん

アダクター ブレヴィス
Adductor brevis

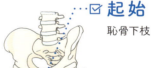

☑ 起始

恥骨下枝

主な働き
股関節：内転・屈曲（70°までの屈曲位）・伸展（80°以上の屈曲位）、冠状面と矢状面での骨盤の安定化

支配神経
閉鎖神経（L2、L3）

日常動作
股を閉じる、平泳ぎのキック、走る際に足を前方に振る動き

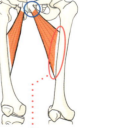

☑ 停止

大腿骨（粗線中央1/3の内側唇）

LESSON 7
下肢
Lower Limb

LESSON 7 下肢

▶「四つの頭」で構成される筋肉群

複合筋
大腿四頭筋
クアドリセプス フェモリス
Quadriceps femoris

下肢前面

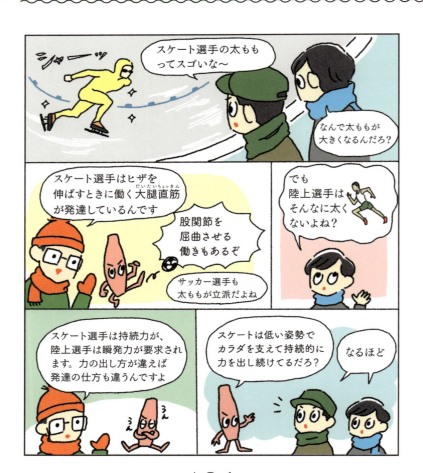

💡 「大腿四頭筋」は4つの筋肉をセットで覚えよう！

大腿直筋 ⇨ P186
レクタス フェモリス
Rectus femoris

内側広筋 ⇨ P187
ヴァスタス ミディアリス
Vastus medialis

外側広筋 ⇨ P188
ヴァスタス ラテラリス
Vastus lateralis

中間広筋 ⇨ P189
ヴァスタス インターミディアス
Vastus intermedius

🖊 特徴はこれだ！

どんなに筋肉の知識がない人でも、大腿四頭筋という言葉は耳にしたことがあると思います。それぐらいポピュラーな筋肉だと言えますね。名前の通り4つの頭があるのですが、そのうちのひとつは、骨盤から伸びている大腿直筋。残りは大腿骨から起こる3つの広筋（外側広筋、内側広筋、中間広筋）ですね。**大腿四頭筋はそれぞれ働きが異なります。しかも、どれもがとても大事！** しっかり学んでいきましょうね。

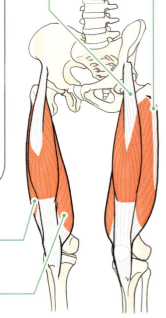

大腿直筋　外側広筋

中間広筋

内側広筋

LESSON 7
下肢
Lower Limb

LESSON 7 下肢

▶ 股関節の屈曲で大きく貢献

大腿直筋
レクタス フェモリス
Rectus femoris

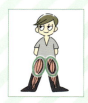

下肢前面

主な働き
股関節：屈曲／膝関節：伸展

支配神経
大腿神経（L2-L4）

日常動作
歩行、走る、あらゆるスポーツ動作

☑ **起始** 下前腸骨棘、寛骨臼上縁

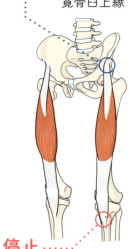

☑ **停止**
脛骨粗面（膝蓋靱帯を介して停止する）

特徴はこれだ！

大腿四頭筋のなかでも、**もっとも目立っている筋肉が大腿直筋**です。ヒザを伸ばすための筋肉で、走る・ボールを蹴るといった動作をくり返すサッカー選手はこの大腿直筋がとても発達しています。大腿直筋とハムストリングはヒザを曲げる動きと股関節を曲げる動きで密接に関係しているということを覚えておきましょう。

別名キック筋と呼ばれるほど強力な力を持ってるよ

186

▶ 内もも側に位置する広筋

内側広筋
ヴァスタス ミディアリス
Vastus medialis

下肢前面

主な働き
膝関節：伸展

支配神経
大腿神経（L2-L4）

日常動作
歩行、走る、あらゆるスポーツ動作

☑ **起始** 粗線（内側唇）

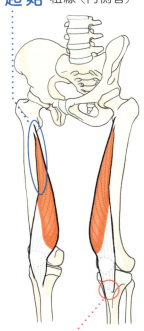

🖉 特徴はこれだ！

大腿骨から伸びる広筋のうち、**内もも側にある筋肉を内側広筋と呼びます**。大腿四頭筋に分類される他の筋肉と同様に、ヒザ関節を伸ばす働きを持っていますね。階段を昇ったり、座った姿勢から立ち上がるときなど、日常生活やスポーツ時など多くのシチュエーションで使われる筋肉です。

☑ **停止**

脛骨粗面（膝蓋靱帯、内側膝蓋支帯を介して停止する）

LESSON 7 下肢

▶ 立位時にヒザの伸展を保持する

外側広筋
がい そく こう きん

ヴァスタス ラテラリス
Vastus lateralis

下肢前面

主な働き
膝関節：伸展

支配神経
大腿神経（L2-L4）

日常動作
歩行、走る、あらゆるスポーツ動作

☑ **起始** 粗線（外側唇）、
大転子（外側面）、
外側大腿筋間中膜

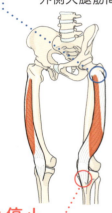

☑ **停止**

脛骨粗面（膝蓋靱帯、
外側膝蓋支帯を介して
停止する）

特徴はこれだ！

三つの広筋のうち太ももの外側に位置するのが外側広筋です。位置と名前が連動しているのでとても覚えやすいですよね。働きは他の広筋とほぼ違いはありませんが、特筆すべきは、ヒザをまっすぐに伸ばした姿勢を維持するときに、とても貢献度が高い筋肉だという点ですね。

学校の朝礼でなが～い話を聞くときに役立つのかな？

▶股関節屈曲時にヒザの伸展を手助け

中間広筋
ちゅうかんこうきん

ヴァスタス インターミディアス
Vastus intermedius

下肢前面

☑ **起始** 大腿骨体（前面）

主な働き
膝関節：伸展

支配神経
大腿神経（L2-L4）

日常動作
歩行、走る、あらゆるスポーツ動作

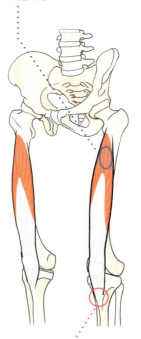

🖊特徴はこれだ！

股関節を曲げるとおのずと大腿直筋（p186）の長さは短くなりますよね？ そのため、ヒザ関節を伸ばす働きが弱まってしまうのです。このような状況で活躍するのが、中間広筋をはじめとする3つの広筋なんですね。**大腿直筋がお休みしている間、代わりにヒザ関節の伸筋として大きな力を発揮**しています。

☑ **停止**

脛骨粗面（膝蓋靭帯を介して停止する）

LESSON 7
下肢
Lower Limb

189

LESSON 7　下肢

▶歩行時に足をまっすぐ出すために働く

大腿筋膜張筋
Tensor fasciae latae

下肢前面

主な働き
大腿筋膜の緊張、股関節の外転、屈曲、内旋

支配神経
上殿神経（L4-S1）

日常動作
歩行、走る、あらゆるスポーツ動作

☑ **起始** 上前腸骨棘

☑ **停止**
腸脛靭帯

🖉 特徴はこれだ！

大腿筋膜張筋は腸脛靭帯と密接な関係性を持っています。腸脛靭帯とは腸骨と脛骨を結ぶ靭帯で筋膜の一部。結合組織の丈夫なヒモだと考えてください。この陰に大腿筋膜張筋が隠れているのです。この腸脛靭帯が引っ張られると大腿筋膜が緊張します。つまり、**中殿筋（p169）と同じように股関節を外転させる働きがある**のですね。

中殿筋に比べると外転力はずっと弱いんだって

190

▶ ヒトの中でもっとも筋線維が長い

縫工筋
サートリァス
Sartorius

下肢前面

主な働き
股関節：屈曲・外転・外旋／膝関節：屈曲・内旋

支配神経
大腿神経（L2-L3）

日常動作
足を組む、あぐらをかく、平泳ぎのキック動作で股を閉じる

☑ **起始** 上前腸骨棘

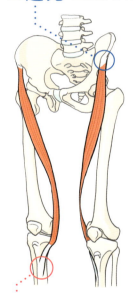

☑ **停止**
脛骨粗面よりも内側の部分（薄筋や半腱様筋とともに鵞足を形成して停止する）

✏️ 特徴はこれだ！
縫工筋は、なんと**筋肉の端から端まで一本の筋線維でつながっています**。筋線維は一個の細胞。つまりは端から端まで一個の細胞でできているということなのです。名前の由来もユニークですよ。縫工さんは常にあぐらをかいて作業をすることが多かったので、この筋肉が発達しやすかった。だから、縫工筋、というわけです。

LESSON 7
下肢
Lower Limb

LESSON 7　下肢

▶ 足を後方へ蹴りだすときに働く筋肉チーム

複合筋
ハムストリング

ハムストリングス
Hamstrings

肉離れに気をつけて

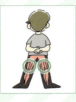
下肢後面

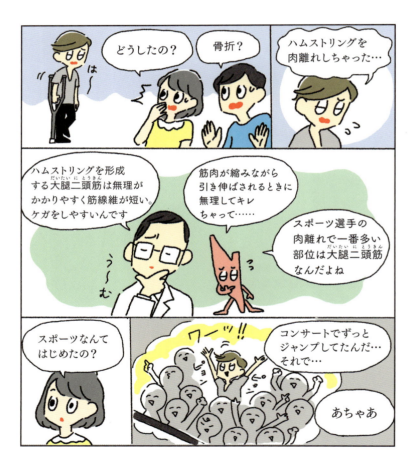

「ハムストリング」は3つの筋肉で構成されているぞ！

大腿二頭筋 ⇒ P194
バイセプス フェモリス
Biceps femoris

半膜様筋 ⇒ P195
セミメンブラノゥサス
Semimembranosus

半腱様筋 ⇒ P195
セミテンディノゥサス
Semitendinosus

特徴はこれだ！

ハムストリングは、骨盤の後ろ側の坐骨結節というところから、下側に向かって伸び、下腿の骨、脛骨と腓骨の上部で停止しています。ハムストリングの出発地点である坐骨結節は、椅子に座ったときに骨盤が座面に触れる場所です。ここから起こっています。大腿二頭筋は大腿直筋（p186）のように**筋線維が短いのでとても負荷がかかりやすい。スポーツ中にケガをしやすい筋肉**としても有名です。

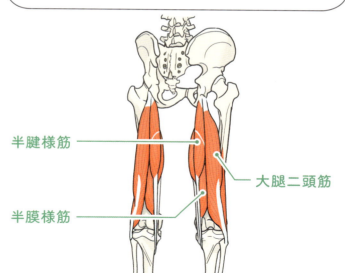

半腱様筋

半膜様筋

大腿二頭筋

LESSON 7 下肢 Lower Limb

LESSON 7 下肢

▶ 肉離れを起こしやすい繊細な筋肉

大腿二頭筋
バイセプス フェモリス
Biceps femoris

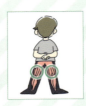
下肢後面

主な働き
股関節（長頭）：伸展・矢状面で骨盤を安定化する／膝関節：屈曲・外旋

支配神経
長頭：脛骨神経（L5-S2）／短頭：総腓骨神経（L5-S2）

日常動作
歩く（止まる）、走る（止まる）前傾した上半身を持ち上げる

☑ 起始
長頭：坐骨結節、仙結節靭帯（半腱様筋と共通頭を形成する）／短頭：粗線外側唇の中央1/3

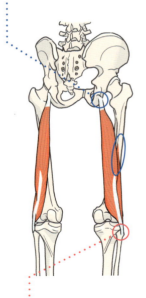

📝 特徴はこれだ！
二頭筋というだけあって、長頭と短頭と呼ばれるふたつの頭が存在します。**長頭は坐骨から、短頭は大腿骨の裏側から起こって、最後に合体してしまうので大腿二頭筋**というわけです。長頭は筋線維が短いので、とにかく無理がかかりやすい。悲しいかな肉離れをしやすい部位ナンバーワンの筋肉なのです。

☑ 停止 腓骨頭

▶ 停止腱が「膜状」になっている

半膜様筋
（はんまくようきん）

セミメンブラノッサス
Semimembranosus

主な働き
股関節：伸展・矢状面で骨盤を安定化する／膝関節：屈曲・内旋

支配神経
脛骨神経（L5-S2）

日常動作
歩く（止まる）、走る（止まる）前傾した上半身を持ち上げる

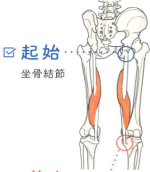

☑ 起始
坐骨結節

☑ 停止
脛骨の内側顆、斜膝窩靱帯、膝窩筋膜

▶ 停止腱がとてもスリム

半腱様筋
（はんけんようきん）

セミテンディノッサス
Semitendinosus

主な働き
股関節：伸展・矢状面で骨盤を安定化する／膝関節：屈曲・内旋

支配神経
脛骨神経（L5-S2）

日常動作
歩く（止まる）、走る（止まる）前傾した上半身を持ち上げる

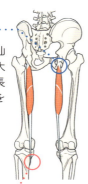

☑ 起始
坐骨結節、仙結節靱帯（大腿二頭筋の長頭と共通頭を形成する）

☑ 停止
脛骨粗面よりも内側の部分に薄筋や縫工筋とともに鵞足を形成して停止する

LESSON 7 下肢 Lower Limb

LESSON 7　下肢

▶ アキレス腱を構成する「三つの頭」

複合筋 下腿三頭筋
トライセップス スリー
Triceps surae

下肢後面

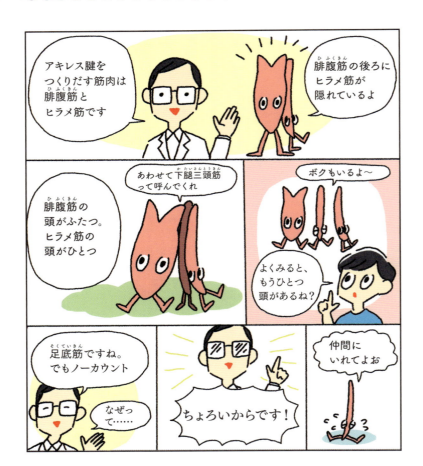

「下腿三頭筋」は2つの筋肉で構成されているぞ！

腓腹筋 ⇨ P198
ガストロクニーミァス
Gastrocnemius

ヒラメ筋 ⇨ P199
ソウリァス
Soleus

特徴はこれだ！

下腿三頭筋はアキレス腱をつくりだす筋肉です。大腿四頭筋（p184）と同様の仕組みで、3つの頭から形成されていますよ。**腓腹筋にあるふたつの頭と、ヒラメ筋の頭が合体して合計3つの頭になっている**というわけです。よくよく見ると足底筋の頭も見えているのですが、これはノーカウント。ちょろい筋肉は頭数に入れない！と覚えてくださいね。

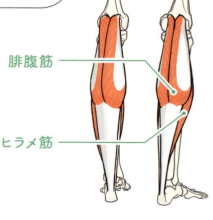

腓腹筋

ヒラメ筋

オレ達が
アキレス腱！

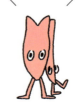

LESSON 7
下肢
Lower Limb

LESSON 7 下肢

▶ ふくらはぎを形づくる大きな筋肉

腓腹筋
ガストロクニーミァス
Gastrocnemius

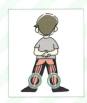

下肢後面

主な働き
距腿関節：底屈／膝関節：屈曲

支配神経
脛骨神経（S1、S2）

日常動作
つま先立ち、走る、ジャンプ、あらゆるスポーツ動作

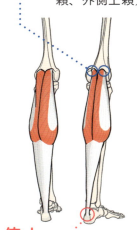

☑ **起始** 大腿骨（内側上顆、外側上顆）

☑ **停止** 踵骨腱（アキレス腱）を介して踵骨隆起に停止する

🖊 特徴はこれだ！

アキレス腱は腓腹筋とヒラメ筋（p199）が合体してつくられているってご存知でしたか？ **腓腹筋は「ふくらはぎ」の形をつくりだしている筋肉**としても有名ですね。とても強力な筋肉なので、ランニングやジャンプなどあらゆる日常・スポーツ動作で活躍しています。

つま先立ちで歩くときにも使われるわよ

▶ 腓腹筋の裏に隠れて下肢を支える

ヒラメ筋

ソウリァス
Soleus

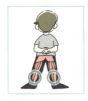

下肢後面

主な働き
距腿関節：底屈

支配神経
脛骨神経（S1、S2）

日常動作
つま先立ち、身体が倒れないように支える、走る、ジャンプ、あらゆるスポーツ動作

☑ 起始
腓骨（頭、頸、後面）、脛骨（ヒラメ筋腱弓を介してヒラメ筋線から起始する）

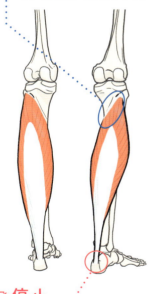

🖉 特徴はこれだ！

腓腹筋（p198）をペロンとめくると現れるのがヒラメ筋です。こちらも腓腹筋と同様にとても立派な筋肉ですねえ。**下腿三頭筋を構成する筋肉としても主役級の力を持っています。** 主な働きは腓腹筋と変わりません。立ち上がる際に足を後ろに引っ張りカラダを支える役目も担っていますね。

☑ 停止
踵骨腱（アキレス腱）を介して踵骨隆起に停止する

LESSON 7 下肢

▶ 足底筋の下にあるちょろい系筋肉

膝窩筋
ポプリティアス
Popliteus

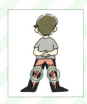

下肢後面

主な働き
膝関節：屈曲、内旋（関節を安定化する）

支配神経
脛骨神経（L4-S1）

日常動作
膝関節を屈曲させる

☑ **起始**
大腿骨の外側上顆、外側半月の後角

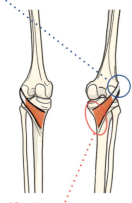

☑ **停止**
脛骨後面（ヒラメ筋の起始部よりも上方）

特徴はこれだ！
膝窩筋は足底筋（p201）の影に隠れていて、どこにあるのか分かりづらい筋肉。**膝関節の後面の外側から内側に走る小さな筋肉**です。見るからに大きな力を持っていなさそうですが……お察しの通り、たいして役には立っていないちょろい筋肉だと言えますね。

膝関節を曲げるときに微力ながら貢献している模様

200

▶ 進化とともに退化してしまい……

足底筋
プランタリス
Plantaris

ギリギリ残ってるぞ

下肢後面

主な働き
ほとんど無視できるが、膝の屈曲時に膝窩動脈・静脈が圧迫されるのを防いでいる可能性がある

支配神経
脛骨神経（S1、S2）

日常動作
背伸びをする、陸上スポーツ

☑ **起始**
大腿骨（外側上顆、腓腹筋外側頭よりも近位で起始する）

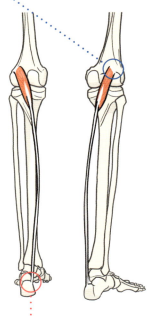

☑ **停止** 踵骨隆起

✏ 特徴はこれだ！
足底筋はズバリ役に立たない！**もともとは足の底にまでつながる筋肉**だったのです。でもヒトが進化する過程で退化してしまい、残っているのがコレだけ。足底筋という名前は過去の名残というわけですね。そういう意味では興味深い筋肉ですが、特別大きな作用は持ち合わせていませんね。

LESSON 7
下肢
Lower Limb

LESSON 7　下肢

▶足の指を曲げたり背屈させる筋肉チーム
足の屈筋と後脛骨筋

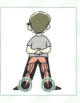

下肢後面

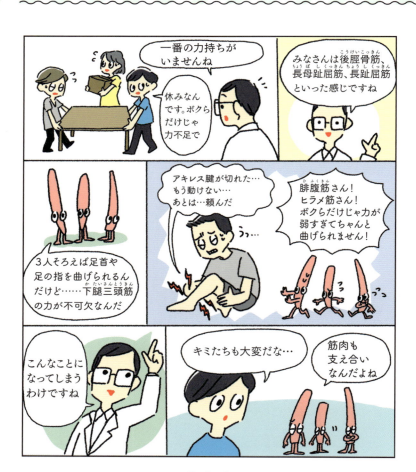

「足の屈筋と後脛骨筋」は３つの筋肉をセットで覚えよう！

後脛骨筋 ⇨ P204
ティビアリス ポステリア
Tibialis posterior

長母趾屈筋 ⇨ P205
フレクサー ハリューシィス ロンガス
Flexor hallucis longus

長趾屈筋 ⇨ P205
フレクサー ディジトーラム ロンガス
Flexor digitorum longus

特徴はこれだ！

立派な下腿三頭筋（p196）の裏にひっそり隠れている筋肉が３つあります。これは、足の指を曲げる筋肉ですね。後脛骨筋、長母趾屈筋、長趾屈筋の３つはうちくるぶしの下を通って足の裏にまで筋肉が伸びています。これらは足の指を曲げるだけでなく、足首を曲げる力も備えています。こうなると、「アキレス腱を切っても大丈夫じゃん！」と思ってしまいがちなのですが、いかんせんこの３つの筋力は弱い。曲げることはできますが、とても弱いです。やはり地面を強く蹴り飛ばすためにはアキレス腱！下腿三頭筋の力が必要なのです。

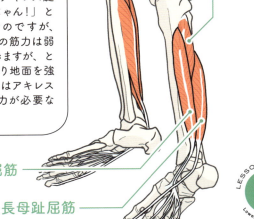

後脛骨筋

長趾屈筋

長母趾屈筋

LESSON 7 下肢 Lower Limb

203

LESSON 7 下肢

▶ ひっそり活躍中！ 足首を曲げる

後脛骨筋
こう　けい　こつ　きん
ティビアリス ポステリア
Tibialis posterior

下肢後面

主な働き

距腿関節：底屈／距骨下関節：内反（回外）／縦足弓と横足弓の保持

支配神経

脛骨神経（L4、L5）

日常動作

つま先立ち、走る、ジャンプ、あらゆるスポーツ動作

🖉 特徴はこれだ！

後脛骨筋は足首を曲げる筋肉です。下腿三頭筋の裏にひっそり隠れているのですが、内くるぶしの下を通って足の裏にまで伸びています。だから足首を曲げる力も持っているのですよ。でもね、いかんせん力が弱い。これらの筋肉だけでは地面を蹴り跳ばすことはできないのです。

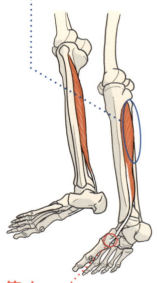

☑ **起始** 骨間膜、脛骨と腓骨（骨間膜付着部の近傍）

☑ **停止**

舟状骨粗面、内側・中間・外側楔状骨、第2-4中足骨底

▶足の親指を曲げる

長母趾屈筋
（ちょうぼしくっきん）

フレクサー ハリューシィス ロンガス
Flexor hallucis longus

主な働き
距腿関節：底屈／距骨下関節：内反／第1趾のMTP関節とIP関節：底屈／内側縦足弓の保持

支配神経
脛骨神経（L5-S2）

日常動作
立位でバランスをとる、サーフィン、スキー

☑ **起始**
腓骨（後面の遠位2/3）、隣接する骨間膜

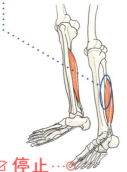

☑ **停止**
第1末節骨底

▶親指以外の4本の指を曲げる

長趾屈筋
（ちょうしくっきん）

フレクサー ディジトーラム ロンガス
Flexor digitorum longus

主な働き
距腿関節：底屈／距骨下関節：内反（回外）／第2-5趾のMTP関節とIP関節：底屈

支配神経
脛骨神経（L5-S2）

日常動作
立位でバランスをとる、サーフィン、スキー

☑ **起始**
脛骨（後面の中間1/3）

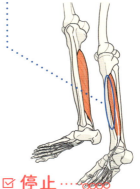

☑ **停止**
第2-5末節骨底

LESSON 7 下肢 Lower Limb

LESSON 7 下肢

▶ 背屈・底屈で働く足の前面にある筋肉チーム

足の伸筋と前脛骨筋

下肢前面

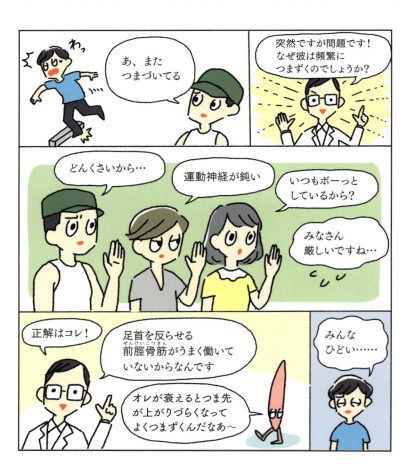

💡「足首・足指を反らせる筋肉」は3つの筋肉をセットで覚えよう!

長趾伸筋 ⇨ P208
ちょう し しん きん
イクステンサー ディジトーラム ロンガス
Extensor digitorum longus

前脛骨筋 ⇨ P209
ぜん けい こつ きん
ティビアリス アンテリア
Tibialis anterior

長母趾伸筋 ⇨ P209
ちょう ぼ し しん きん
イクステンサー ハリューシィス ロンガス
Extensor hallucis longus

🖉 特徴はこれだ！

ここで紹介する3つの筋肉は、足首を背屈・底屈する働きを持っています。筋肉の名前をみると分かりますが、前脛骨筋や後脛骨筋（p204）は足首の骨で停止しているので、指を曲げる働きは持っていません。一方で、長趾伸筋や長趾屈筋（p205）など長趾と名前についている筋肉は、第2指から第5指までの4本の指を曲げたり伸ばしたりすることができます。手や足を動かすために働く筋肉は、名前を見れば、その筋肉の役目がだいたい分かってくるはずですよ。

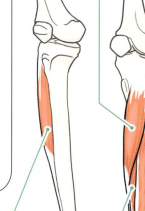

前脛骨筋

長趾伸筋

長母趾伸筋

LESSON 7
下肢
Lower Limb

207

LESSON 7　下肢

▶つま先の動きを手助けする

長趾伸筋
イクステンサー ディジトーラム ロンガス
Extensor digitorum longus

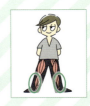
下肢前面

主な働き
距腿関節：背屈／距骨下関節：外反／第2-5趾のMTP関節とIP関節：伸展

支配神経
深腓骨神経（L4、L5）

日常動作
つま先を反らせる、歩く、走る

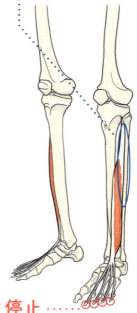

☑ **起始**　腓骨（頭と前縁）、脛骨（外側顆）、骨間膜

☑ **停止** ……　第2-5趾（指背腱膜、末節骨底）

🖉 特徴はこれだ！

長趾伸筋は、**足の前面にある3つの筋肉のうち、足の甲に向かう筋肉**のひとつです。足を背屈させる働きを持っているので、段差を超えるときにつま先の動きをサポートしているとも言われていますね。思い切り力を入れて足の指を反らせてみると、足首の背側に腱が浮き上がりますよね。これが長趾伸筋の腱です。

▶ 歩行時につまづかないようにつま先を上げる

前脛骨筋
ティビアリス アンテリア
Tibialis anterior

主な働き
距腿関節：背屈／距骨下関節：内反

支配神経
深腓骨神経（L4、L5）

日常動作
歩く・走る際に足を前に踏み出す、あらゆるスポーツ動作

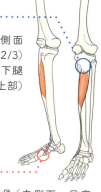

☑ **起始**
脛骨（外側面の近位2/3）骨間膜、下腿筋膜（最上部）

☑ **停止**
内側楔状骨（内側面、足底面）、第1中足骨底（内側面）

▶ 外反母趾を予防する役目も担う

長母趾伸筋
イクステンサー ハリューシィス ロンガス
Extensor hallucis longus

主な働き
距腿関節：背屈／距骨下関節：足の位置に応じ、内反と外反の両方に働く／第1趾のMTP関節とIP関節：伸展

支配神経
深腓骨神経（L4、L5）

日常動作
つま先を反らせる、歩く、走る

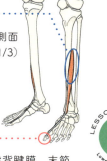

☑ **起始**
腓骨（内側面の中間1/3）骨間膜

☑ **停止**
第1趾（指背腱膜、末節骨底）

LESSON 7
下肢
Lower Limb

LESSON 7 下肢

▶ 足を外反させるために必要不可欠なチーム

複合筋 腓骨筋群
ひ こつ きん ぐん

フィビュラ
Fibula

筋肉が転職するなんて驚きだ

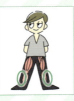
下肢側面

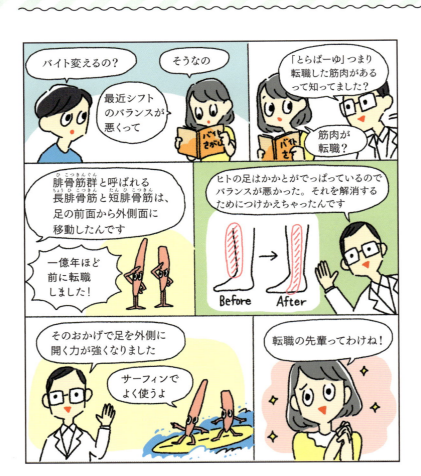

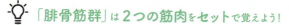

「腓骨筋群」は2つの筋肉をセットで覚えよう！

長腓骨筋 ⇒ P212
フィビュラリス ロンガス
Fibularis longus

短腓骨筋 ⇒ P213
フィビュラリス ブレヴィス
Fibularis brevis

🖉 特徴はこれだ！

腓骨筋群はちょっと面白い筋肉です。足首の筋肉はうちくるぶしの下を通ると、足首を内側に向ける方向に偏ってしまうのです。バランスをとるためには外反する力を持った筋肉が必要なのですね。そのために、わざわざ新たにつくってしまった筋肉が、腓骨筋群なのです。どちらの筋肉も、もともとは足の前面にあって足首を伸ばす筋肉だったのですが、筋肉の一部を「とらばーゆ」しちゃった。だいたい1億年前ぐらいのお話ですね。この**長腓骨筋と短腓骨筋があるから、私たちはつま先をまっすぐ前に出して歩行可能**なのです。

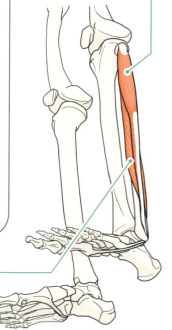

長腓骨筋

短腓骨筋

LESSON 7
下肢
Lower Limb

LESSON 7 下肢

▶ 一億年前に足首の外側面に電撃移籍

長腓骨筋
フィビュラリス ロンガス
Fibularis longus

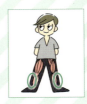

下肢側面

主な働き

距腿関節：底屈／距骨下関節：外反／横足弓の保持

支配神経

浅腓骨神経（L5、S1）

日常動作

歩く、走る、不安定な場所を移動する、陸上スポーツ

☑ **起始**

腓骨（頭、外側面の近位2/3、一部は筋間中隔からも起始する）

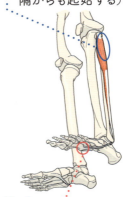

☑ **停止**

内側楔状骨（足底面）、第1中足骨底

✎ 特徴はこれだ！

長腓骨筋はもともと足首の前面にあったのですが、バランスが悪かったので進化の過程でつけかわっちゃったんですね。**足首を外反させる働きを持っていますが**、とはいえ新たにつくられたものですからね。どうしても**外反の力はすごく弱い**。足首は内側に向く力の方が強いのはこんな理由があるからなのです。

筋肉の位置まで変わっちゃうなんて不思議！

▶ 長腓骨筋に覆われた転職組

短腓骨筋
フィビュラリス ブレヴィス
Fibularis brevis

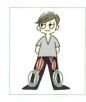

下肢側面

主な働き
距腿関節：底屈／距骨下関節：外反

支配神経
浅腓骨神経（L5、S1）

日常動作
歩く、走る、不安定な場所を移動する、陸上スポーツ

✎ 特徴はこれだ！
短腓骨筋も長腓骨筋（p212）と同様に、進化の過程で足の後面に転職してきました。長腓骨筋との違いは停止の位置ぐらいでしょうか。**長腓骨筋は足裏まで筋肉が伸びていますが、短腓骨筋は小指の外側で停止して**います。足首を外反させる筋肉として、サーフィンをするときなどに活躍していますね。

☑ 起始
腓骨（外側面の遠位1/2）筋間中隔

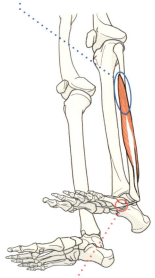

☑ 停止
第5中足骨粗面（場合によっては第5趾の指背腱膜へ分岐腱を伸ばす）

LESSON 7
下肢
Lower Limb

LESSON 7　下肢

足背と足底の内在筋
名前だけ覚えておきたい足の筋肉

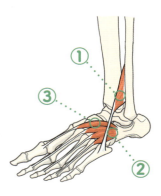

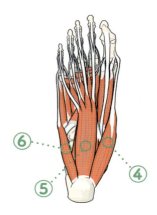

① 第3腓骨筋
フィビュラリス　ターシャス
Fibularis tertius
(停止) 第5中足骨底
(起始) 腓骨（前縁）の遠位部

② 短趾伸筋
エクステンサー　デジトラム　ブレヴィス
Extensor digitorum brevis
(停止) 第2-4趾（趾背腱膜、中節骨底）
(起始) 踵骨（足背面）

③ 短母趾伸筋
エクステンサー　ハルシス　ブレヴィス
Extensor hallucis brevis
(停止) 第1趾（趾背腱膜と基節骨底）
(起始) 踵骨（足背面）

④ 母趾外転筋
アブダクター　ハルシス
Abductor hallucis
(停止) 第1趾（内側種子骨を介して基節骨底に停止）
(起始) 踵骨隆起（内側突起）

⑤ 短趾屈筋
フレクサー　デジトラム　ブレヴィス
Flexor digitorum brevis
(停止) 第2-5趾（中節骨の側面）
(起始) 踵骨隆起（内側結節）、足底腱膜

⑥ 小趾外転筋
アブダクター　ディジティ　ミニミ
Abductor digiti minimi
(停止) 第5趾（基節骨底）、第5中足骨（粗面）
(起始) 踵骨隆起（内側結節）、足底腱膜

足底の深層にある内在筋

名前だけ覚えておきたい足の筋肉②

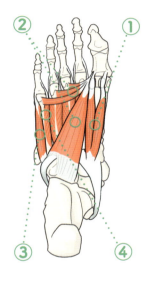

① 短母趾屈筋
たんぼしくっきん
フレクサー ハルサス ヴィレヴィス
Flexor hallucis brevis
(停止) 第1基節骨底（内側・外側種子骨を介して停止する）
(起始) 立方骨、外側楔状骨、底側踵立方靱帯

② 母趾内転筋
ぼしないてんきん
アダクター ハルサス
Adductor hallucis
(停止) 第1基節骨底（共通腱が外側種子骨を介して停止する）
(起始) 斜頭：第2～4中足骨底／横頭：第3～5趾のMTP関節、深横中足靱帯

③ 短小趾屈筋
たんしょうしくっきん
フレクサー ディジティ ミニミ ヴィレヴィス
Flexor digiti minimi brevis
(停止) 第5基節骨底
(起始) 第5中足骨底、長足底靱帯

④ 小趾対立筋
しょうしたいりつきん
オッポネンス ディジティ ミニミ
Opponens digiti minimi
(停止) 第5中足骨
(起始) 長足底靱帯、長腓骨筋腱の足底腱鞘

LESSON 7 下肢

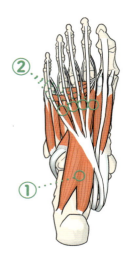

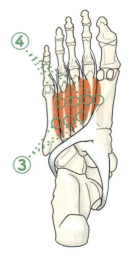

① 足底方形筋
クワドレイタス プランター
Quadratus plantae
(停止) 長趾屈筋腱（外側縁）
(起始) 踵骨隆起の足底面（内側縁と底側縁）

② 虫様筋（4つの筋）
ランブリカルス
lumbricals
(停止) 第2〜5趾（趾背腱膜）
(起始) 長趾屈筋腱（内側縁）

③ 底側骨間筋（3つの筋）
プランター インテロシウス
Plantar interosseus
(停止) 第3〜5基節骨底の内側面
(起始) 第3〜5中足骨（内側縁）

④ 背側骨間筋（4つの筋）
ドーサル インテロシウス
Dorsal interosseus
(停止) 第1背側骨間筋：第2基節骨底の内側面／第2〜4背側骨間筋：第2〜4基節骨底の外側面、第2〜4趾の趾背腱膜
(起始) 第1〜5中足骨（2頭が隣接する中足骨の側面から起始する）

LESSON 8
頭頸部
[Head&Neck]

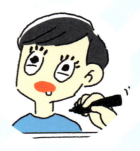

LESSON 8　頭頸部

LESSON 8 頭頸部 [Head & Neck]
に登場する筋肉

教えて！坂井先生

頭頸部にある筋肉の特徴 & 豆知識

頭頸部の筋肉は、「アゴを動かす」と「首の運動をつかさどる」、「顔の表情をつくりだす」筋肉に分けられますね。

アゴを動かす筋肉は、物を食べるときに働く筋肉のことね？

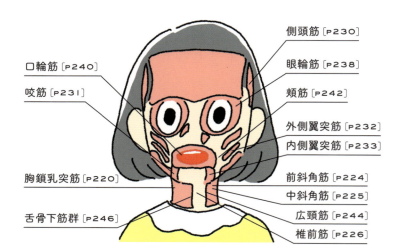

- 口輪筋 [P240]
- 咬筋 [P231]
- 胸鎖乳突筋 [P220]
- 舌骨下筋群 [P246]
- 側頭筋 [P230]
- 眼輪筋 [P238]
- 頬筋 [P242]
- 外側翼突筋 [P232]
- 内側翼突筋 [P233]
- 前斜角筋 [P224]
- 中斜角筋 [P225]
- 広頸筋 [P244]
- 椎前筋 [P226]

218

アゴを閉じるときは咀嚼筋、アゴを下げる(開ける)ときは舌骨下筋群と舌骨上筋群が担当します。でも、唇を動かす動作は表情筋が行なっているんです。

 だから「腹話術」ができるのね。

 そうそう(笑)。首の筋肉でもっとも有名なのは胸鎖乳突筋。首はあらゆる衝撃に耐えられるように大きな筋肉がたくさんありますね。

 ねえ、インド人が首を左右に動かせるのって、首の筋肉を鍛えているからだったりする?

 ふふ。 あれは鍛えるというより、そういう動きができるようにカラダに覚えさせているんですよ。

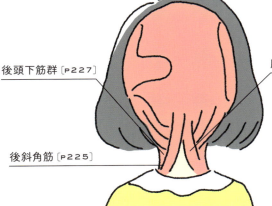

後頭下筋群 [P227]

胸鎖乳突筋 [P220]

後斜角筋 [P225]

LESSON 8 頭頸部

▶ 重要度 & 人気ナンバーワン

胸鎖乳突筋
ステーノクライドマストイド
Sternocleidomastoid

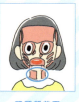

頭頸部前面

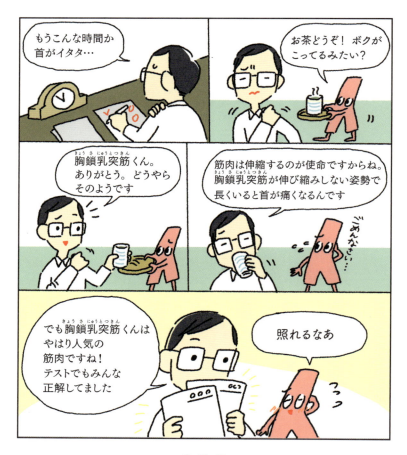

220

主な働き	片側：同側に頭部を傾け、対側に回転させる／両側：頭部を上に向け、頭部が固定されれば呼吸を助ける
支配神経	運動神経：副神経（CN XI）、痛覚と固有覚：頸神経叢（C2、C3）
日常動作	首を左右にひねる、肩をすくめる、頭部を安定させる、クロールの息継ぎ、相撲、アメリカンフットボール

特徴はこれだ！

とっても重要な筋肉です。**筋肉本のなかでは人気も重要度もトップクラス！** 首は**自由自在に動かせますよね**。そこに**もっとも深く関わっているのが胸鎖乳突筋**です。あと**首コリの原因もコレ**。長時間パソコンやスマホを見ていると、胸鎖乳突筋がかたまってしまうので痛みがでるというわけです。

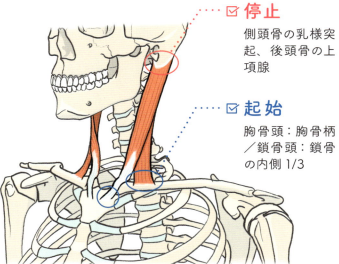

停止
側頭骨の乳様突起、後頭骨の上項腺

起始
胸骨頭：胸骨柄／鎖骨頭：鎖骨の内側1/3

LESSON 8
頭頸部
Head&Neck

LESSON 8 頭頸部

▶ 首を支える役目を持つ筋肉チーム

複合筋 斜角筋群 (しゃかくきんぐん)

スケイリン
Scalene

頭頸部側面

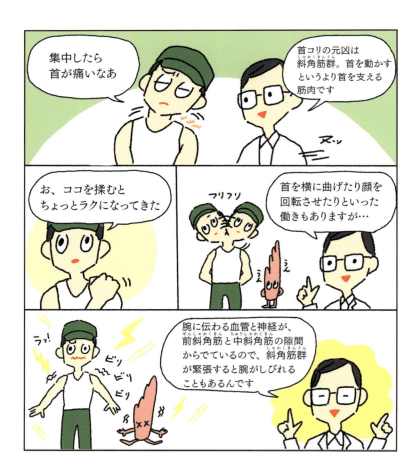

「斜角筋群」は3つの筋肉で構成されているぞ！

前斜角筋 ⇒ P224
スケイリン アンティアリア
Scalene anterior

中斜角筋 ⇒ P225
ミドル スケイリン
Middle scalene

後斜角筋 ⇒ P225
スケイリン ポスティアリア
Scalene posterior

特徴はこれだ！

斜角筋群の作用としては、肋骨が動く場合には、肋骨をあげる、肋骨が固定されているときは、首を横に曲げたり前に曲げるといった働きがあります。ですが、この筋肉が積極的になにか運動の上で大きな意味をもっているというわけではありません。動かすということではなく**首を支えるという役目の方が大きい**。それじゃあなにが大切かというと、**腕にいく血管と神経が、前斜角筋と中斜角筋の隙間からでてくるのです**。この出口になっているのです。それが重要。これらの筋肉は、首をしっかり支えているので絶えず緊張しっぱなしです。だから、首こりの要因といっても過言ではありませんね。中斜角筋と後斜角筋の違いは、行き先の違いのみです。第1肋骨にいっているのが中斜角筋。第2肋骨にいっているのが後斜角筋。これらをまとめて斜角筋群というグループで呼んでいます。

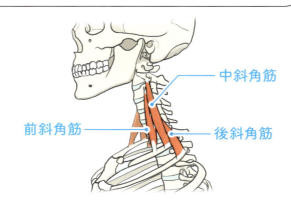

LESSON 8 頭頸部

▶ 斜角筋隙を脳の血管と神経が通る

前斜角筋
スケイリン アンティアリア
Scalene anterrior

頭頸部前面

主な働き

肋骨が動く場合：努力吸息時に上位肋骨を挙上／肋骨が固定されている場合：（片側）頸椎を同側に曲げる、（両側）頸部の屈曲

支配神経

頸・腕神経叢（C3-C8）からの直接の枝

日常動作

首を前・横に曲げる、呼吸の補助

☑ 起始
第3-6頸椎の横突起の前結節

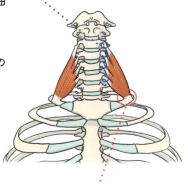

☑ 停止
第1肋骨の斜角筋結節

📝 特徴はこれだ！

前斜角筋は、積極的になにかの運動で大きな意味を持っているわけではありません。ですが、**覚えておきたいポイントがひとつあります。それは、脳に向かう血管が、前斜角筋と中斜角筋の隙間からでているということ。この隙間を「斜角筋隙」と呼びます。**この構造は解剖学的にとても重要視されています。

▶ 椎骨から第1肋骨へ向かう筋肉

中斜角筋
ちゅう しゃ かく きん

ミドル スケイリン
Middle scalene

主な働き
肋骨が動く場合：努力吸息時に上位肋骨を挙上／肋骨が固定されている場合：（片側）頸椎を同側に曲げる、（両側）頸部の屈曲

支配神経
頸・腕神経叢（C3-C8）からの直接の枝

日常動作
首を前・横に曲げる、呼吸の補助

☑ **起始**

環椎（C1）および軸椎（C2）の横突起、第3-7頸椎の横突起の後結節

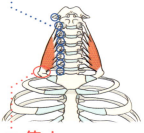

☑ **停止**

第1肋骨の鎖骨下動脈溝の後側

▶ 首を支える斜角筋群のひとつ

後斜角筋
こう しゃ かく きん

スケイリン ポスティアリア
Scalene posterior

主な働き
肋骨が動く場合：努力吸息時に上位肋骨を挙上／肋骨が固定されている場合：（片側）頸椎を同側に曲げる、（両側）頸部の屈曲

支配神経
頸・腕神経叢（C3-C8）からの直接の枝

日常動作
首を前・横に曲げる、呼吸の補助

☑ **起始**

第5-7頸椎の横突起の後結節

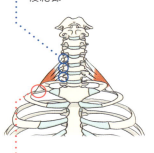

☑ **停止**

第2肋骨の外側面

LESSON 8　頭頸部

椎前筋と後頭下筋群
名前だけ覚えておきたい頭頸部の筋肉

首まわりにはホントにたくさんの筋肉がありますよ。ここでは「椎前筋」と「後頭下筋群」に分類される筋肉を紹介します。名前や作用だけはチェックしておきましょうね。

---

① 頭長筋　Longus capitis

主な働き　両側：頭を前屈させる／片側：頭を同側に傾け、やや回旋させる
支配神経　頸神経叢からの枝（C1～C3）

(停止) 後頭骨（底部）　(起始) C3～C6（横突起、前結節）

---

② 頸長筋　Longus colli

主な働き　両側：頸部脊柱を前屈させる／片側：頸部脊柱を同側に側屈、回旋させる
支配神経　頸神経叢からの枝（C2～C6）

(停止) 垂直（内側）部：C2～C4（椎体の前面）／上斜部：C1（横突起、前結節）／下斜部：C5～C6（横突起、前結節）
(起始) 垂直（内側）部：C5～T3（椎体の前面）／上斜部：C3～C5（横突起、前結節）／下斜部：T1～T3（椎体の前面）

---

③ 前頭直筋　Rectus capitis anterior

主な働き　両側：環椎後頭関節で前屈させる／片側：環椎後頭関節で側屈させる
支配神経　C1（前枝）

(停止) 後頭骨（底部）　(起始) C1（外側塊）

---

④ 外側頭直筋　Rectus capitis lateralis

主な働き　両側：環椎後頭関節で前屈させる／片側：環椎後頭関節で側屈させる
支配神経　C1（前枝）

(停止) 後頭骨（底部、後頭顆よりも外側）　(起始) C1（横突起）

ここからは「後頭下筋群」を紹介するぞ。頭の付け根にあるとても小さい筋肉だぜ。

---

① 大後頭直筋　Rectus capitis posterior majar　レクタス　キャビティス　ポステリア　メジャー

主な働き　両側：頭を後屈させる／片側：頭を同側に回旋させる
支配神経　C1の後枝（後頭下神経）
(停止) 後頭骨（下項線の中央1/3）　(起始) C2（棘突起）

---

② 小後頭直筋　Rectus capitis posterior minor　レクタス　キャビティス　ポステリア　マイナー

主な働き　両側：頭を後屈させる／片側：頭を同側に回旋させる
支配神経　C1の後枝（後頭下神経）
(停止) 後頭骨（下項線の内側1/3）　(起始) C1（後結節）

---

③ 上頭斜筋　Obliquus capitis superior　オブリクース　キャビティス　スペリア

主な働き　両側：頭を後屈させる／片側：頭を同側に傾けるとともに反対側に回旋させる
支配神経　C1の後枝（後頭下神経）
(停止) 後頭骨（下項線の中央1/3、大後頭直筋の停止の上方）
(起始) C1（横突起）1（外側塊）

---

④ 下頭斜筋　Obliquus capitis inferior　オブリクース　キャビティス　インフェリオ

主な働き　両側：頭を後屈させる／片側：頭を同側に回旋させる
支配神経　C1の後枝（後頭下神経）
(停止) C1（横突起）　(起始) C2（棘突起）

項部とは首の後面のこと。うなじを指しますね。ここにある短い筋肉を「後頭下筋群」に分類します。

LESSON 8　頭頸部

▶食べ物を食べるために大活躍

複合筋
咀嚼筋

マッスルズ オブ マスティケーション
Muscles of mastication

頭頸部前面

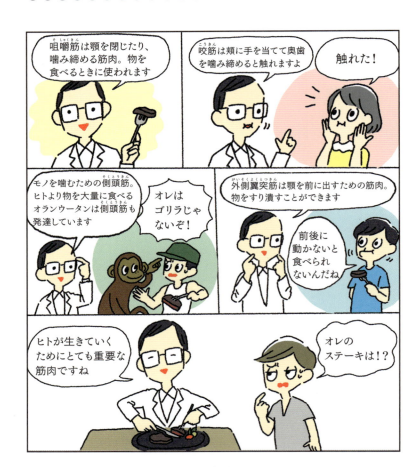

「咀嚼筋」は4つの筋肉で構成されているぞ！

側頭筋 ⇒ P230
テンポラリス
Temporalis

咬筋 ⇒ P231
マスィター
Masseter

外側翼突筋 ⇒ P232
ラテラル テリゴィド
Lateral pterygoid

内側翼突筋 ⇒ P233
ミディアル テリゴィド
Medial pterygoid

特徴はこれだ！

咀嚼筋とは、**名前の通り「食べ物を咀嚼」するための筋肉**ですね。これらの筋肉がないと私たちヒトは食べ物を口から食べることができないわけです。歯を噛み締めるための筋肉は、側頭筋と咬筋です。これは外から触れることができます。内側翼突筋と外側翼突筋は噛み締めるといった働きの他に、顎を前に出したり戻したりといった働きを持っています。このふたつの筋肉があることで、口の中で食べ物をすり潰すことができるのですよ。

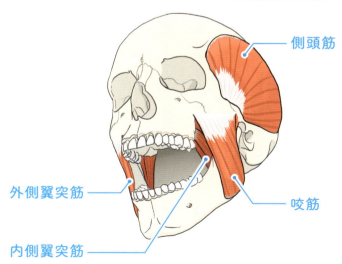

側頭筋
外側翼突筋
咬筋
内側翼突筋

LESSON 8 頭頸部

▶ 物を噛み締めるための筋肉

側頭筋
そく とう きん

テンポラリス
Temporalis

類人猿の時代は発達してたよ

頭頸部側面

主な働き

垂直線維：下顎骨を引き上げる／水平線維：下顎骨を後方に引く／片側：下顎骨を外側に動かす（咀嚼時）

支配神経

下顎神経（CN V₃）の深側頭神経

日常動作

下顎を動かす、歯を食いしばる

☑ **起始**
側頭窩（下側頭線）

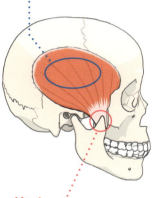

☑ **停止**
下顎骨筋突起（先端と内側面）

🖉 特徴はこれだ！

側頭筋は物を噛むときに使われる筋肉です。ヒトは進化の過程でだいぶ退化してしまいましたが、オランウータンやゴリラなど、**日常的に大量の食べ物を噛み砕かなければいけない動物は、この筋肉がとても発達しています**。両サイドの側頭筋が頭上まで伸び、トサカのようになっているのです。

ゴリラの頭とヒトの頭を比べてみるとよく分かりますよ

230

▶ 物を噛むときに働くアゴの筋肉

咬筋
こうきん

マスィター
Masseter

頭頸部側面

主な働き
下顎骨を引き上げ、前に突き出す

支配神経
下顎神経（CN V$_3$）の咬筋神経

日常動作
会話や食事などで下顎を動かす、歯を食いしばる

☑ 起始
浅部：頬骨弓（前2/3）／
深部：頬骨弓（後1/3）

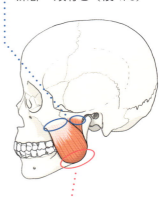

☑ 停止
下顎角（咬筋粗面）

🖉 特徴はこれだ！

頬に手をあてたまま奥歯をぐっと噛み締めてみましょう。頬のエラの部分が固くなりますよね？ それが咬筋です。咀嚼筋のなかでももっとも浅層に位置しているので、手で触ることができるのですね。**口を閉じたり、歯を噛み合わせる働きを持っている**ので、物を食べるときに使われる筋肉です。

LESSON 8　頭頸部

▶ 下顎を前に出すための筋肉

外側翼突筋
がい そく よく とつ きん

ラテラル テリゴィド
Lateral pterygoid

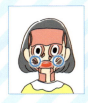
頭頸部側面

主な働き
両側：下顎骨を前に突き出す（関節円板を前方に引く）／片側：下顎骨を外側に動かす（咀嚼時）

支配神経
下顎神経（CN V₃）の外側翼突筋神経

日常動作
食事などで下顎を動かす、歯を食いしばる

🖊特徴はこれだ！
外側翼突筋は、**下顎骨を前方向に引っ張る働きを持っています**。食べ物を食べるときは、ただ上下に歯を噛みあわせるだけじゃダメなのです。横方向へすり潰す動きができなければいけません。そこで、顎を前に出すための筋肉が役に立ちます。顎が前後に動くことですり潰す動きを可能にしているんです。

☑ 起始
上頭：蝶形骨の大翼（側頭下稜）／下頭：翼状突起の外側版（外側面）

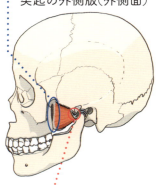

☑ 停止
上頭：顎関節（関節円板）／下頭：下顎骨（関節突起）

口の開け閉めだけじゃ食べ物を食べられないよ

232

▶ 前に出した顎を後方へ戻すために働く

内側翼突筋

ミディアル テリゴイド
Medial pterygoid

頭頸部側面

主な働き
下顎骨を引き上げる

支配神経
下顎神経（CN V₃）の内側翼突筋神経

日常動作
食事などで下顎を動かす、歯を食いしばる

☑ **起始**
浅頭：上顎骨（粗面）／
深頭：外側翼突板と翼突窩の内側面

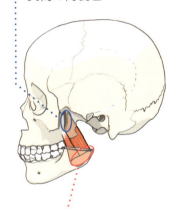

☑ **停止**
下顎角内面の翼突筋粗面

✏ 特徴はこれだ！

内側翼突筋は、**下顎骨を後ろ方向へ引っ張る働きを持ちます**。外側翼突筋（p232）と反対の動きをする筋肉ですね。食べ物を食べるときにアゴを横に動かしてすり潰す動きをするためには、前に出したアゴを後ろへ引っぱる筋肉もなくてはいけませんよね。その役目をこの筋肉が担っているのです。

LESSON 8 頭頸部

顔の表情をつくりだす筋肉
名前だけ覚えておきたい表情筋①

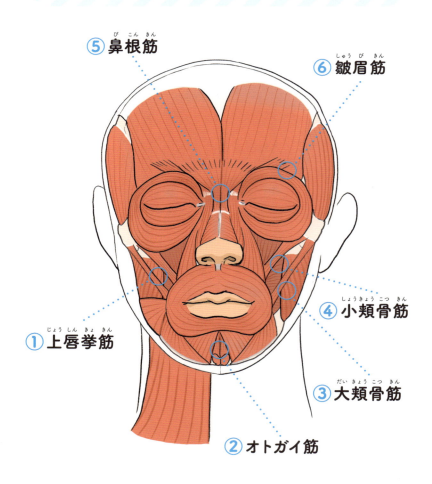

⑤ 鼻根筋（びこんきん）
⑥ 皺眉筋（しゅうびきん）
① 上唇挙筋（じょうしんきょきん）
④ 小頬骨筋（しょうきょうこつきん）
③ 大頬骨筋（だいきょうこつきん）
② オトガイ筋

234

> 表情筋は骨や筋膜から起こって顔面の皮下組織に停止していますね。皮膚を引っ張ることで表情をつくりだしているんですよ。

---

① **上唇挙筋** Levator labii superioris

(停止) 上唇の皮膚、鼻翼軟骨　(起始) 上顎骨（前頭突起）と眼窩下縁

---

② **オトガイ筋** Mentalis

(停止) オトガイ部の皮膚　(起始) 下顎骨（切歯窩）

---

③ **大頬骨筋** Zygomaticus major

(停止) 口角の皮膚　(起始) 頬骨（外面、後部）

---

④ **小頬骨筋** Zygomaticus minor

(停止) 口角のすぐ内側の上唇　(起始) 頬骨（外面、後部）

---

⑤ **鼻根筋** Procerus

(停止) 額下部の眉間の皮膚　(起始) 鼻骨、外側鼻軟骨（上部）

---

⑥ **皺眉筋** Corrugator supercilii

(停止) 眉の中央から内側にかけての皮膚に付着　(起始) 前頭骨の眉部に付着

LESSON 8 頭頸部

顔の表情をつくりだす筋肉
名前だけ覚えておきたい表情筋②

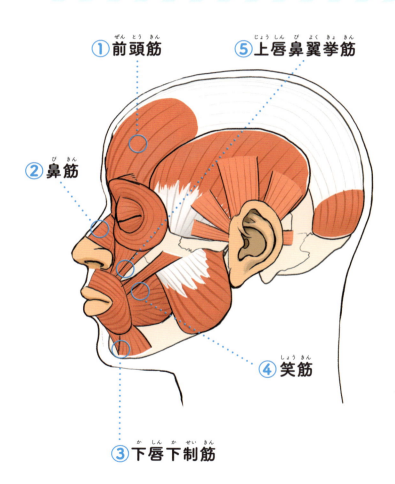

① 前頭筋（ぜんとうきん）
② 鼻筋（びきん）
③ 下唇下制筋（かしんかせいきん）
④ 笑筋（しょうきん）
⑤ 上唇鼻翼挙筋（じょうしんびよくきょきん）

236

すべて耳下腺神経叢から起こる側頭枝、頬骨枝、頬筋枝、下顎縁枝、頸枝を通して顔面神経によって支配されています

---

① 前頭筋　Occipitofrontalis
オクシピトフロンタリス

（停止）眉と額の皮膚と皮下組織　（起始）帽状腱膜

---

② 鼻筋　Nasalis
ネイザリス

（停止）鼻軟骨　（起始）上顎骨（犬歯上部）

---

③ 下唇下制筋　Depressor labil inferioris
ディプレッサ ラビル インフェリオス

（停止）上唇の正中線：反対側からの筋肉と混ざる　（起始）下顎骨（斜線の前部）

---

④ 笑筋　Risorius
リソリウス

（停止）口角の皮膚　（起始）咬筋の筋膜

---

⑤ 上唇鼻翼挙筋
リベイター レイビアイ スペリオリス アラーキー ネイザイ
Levator labii superioris alaeque nasi

（停止）鼻翼軟骨と上唇　（起始）上顎骨（前頭突起）

LESSON 8 頭頸部

▶ まぶたを閉じるために役立つ

眼輪筋
オルビキュレイス オキュリィ
Orbicularis oculi

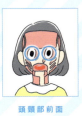

頭頸部前面

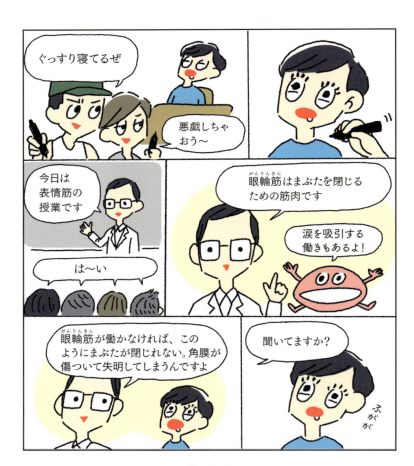

主な働き	眼裂の括約筋として働く（眼瞼を閉じる）、眼瞼部を軽く閉ざす、眼窩部を強く閉ざす（まばたき）
支配神経	顔面神経（CN Ⅶ）
日常動作	まばたき、目を閉じる

特徴はこれだ！

もしこの筋肉が機能しなければまぶたを閉じることができずに、目が開きっぱなしなんてことも。**眼輪筋をはじめとする表情筋はすべて顔面神経によって支配されています**。だから、事故などで顔面神経が麻痺してしまうと眼輪筋も働くことができない。能面のような顔になってしまうのですね。

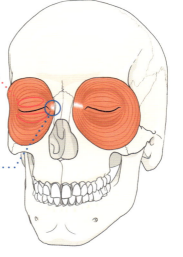

☑ **停止**
眼窩縁の皮膚、上瞼板、下瞼板

☑ **起始**
眼窩内側縁、内側眼瞼靱帯、涙骨

LESSON 8 頭頸部

▶口のまわりをぐるっと囲む筋肉

口輪筋
こう りん きん

オルビキュレイス オリス
Orbicularis oris

唇を動かすんだね

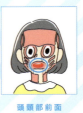
頭頸部前面

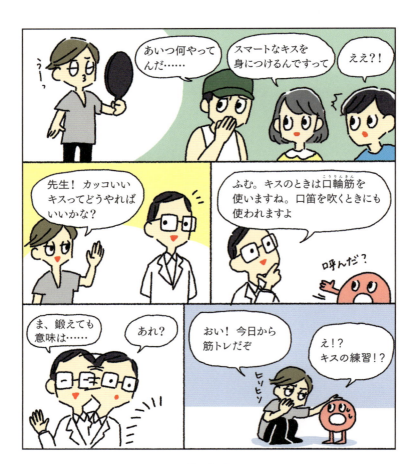

主な働き	口の括約筋として働く、唇を引き締め、突き出す（口笛を吹くとき、吸うとき、キスをするときなど）、拡張を抑える（息を強く吹き出すとき）
支配神経	顔面神経（CN Ⅶ）
日常動作	唇の動き全般、口を閉じる

特徴はこれだ！

口輪筋の働きはいたってシンプル！ **唇を閉じたり、口をすぼめるための筋肉**です。キスをするときにも使われますね。ほ乳類には、この口輪筋が必ず備わっています。なぜかというと、口を閉じて母乳を吸引する必要があるから。生まれた頃から生命活動に貢献し続ける筋肉なのですね。

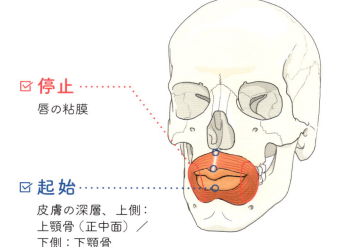

☑ **停止**
唇の粘膜

☑ **起始**
皮膚の深層、上側：
上顎骨（正中面）／
下側：下顎骨

LESSON 8 頬頸部

▶ 頬の壁をつくりだし緊張させる

頬筋
きょう きん

バックシネイター
Buccinator

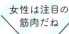
女性は注目の筋肉だね

頭頸部側面

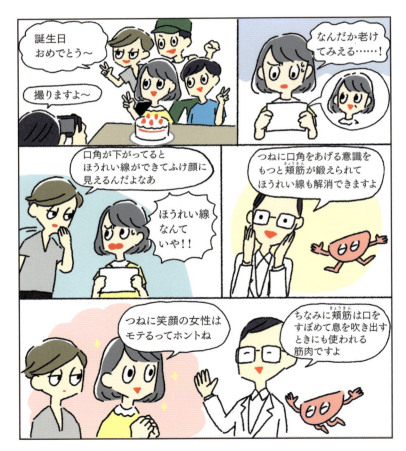

主な働き	頬を臼歯に押しつけ、舌と協力して食物を咬合面間にとどめ、また口腔前庭より外に追い出す、口腔から空気を吹き出すとき、息を強く吹き出すときに拡張を抑える／片側：口を片側に引く
支配神経	顔面神経（CN Ⅶ）
日常動作	口角を外側へ引っぱる

🖉 特徴はこれだ！

名前の漢字を見て分かる通り、頬の筋肉ですね。ほっぺたの壁をつくっています。頬の筋肉ってあまり役に立っていなさそうに見えますが、**頬筋が働かないと食べ物を上下の歯の間に入れることができません**。食べ物を食べるという点でとても大切なのです。息を吹き出すときにも役立っていますよ。

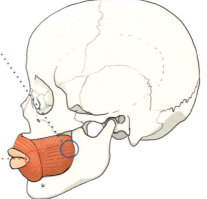

☑ **起始**
下顎骨、上下顎の歯槽突起、翼突下顎縫線

☑ **停止**
口角、口輪筋

LESSON 8　頭頸部

▶ 人体最大の皮筋として有名

広頸筋
こう　けい　きん

プラティスマ
Platysma

頭頸部前面

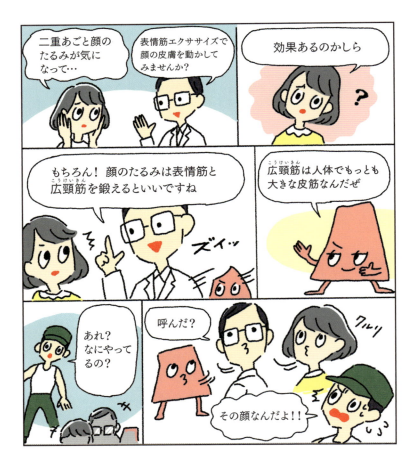

244

主な働き	顔面下部の皮膚と口を下げてヒダを作る、頸の皮膚を緊張させる、下顎骨の強制下制を助ける
支配神経	顔面神経（CN Ⅶ）の頸枝
日常動作	口角を下側へ引っぱる

🖉 特徴はこれだ！

表情筋のなかでもっとも有名なのが、広頸筋です。でも何かの動きに特別貢献しているというわけではありません。じゃあなぜ有名かというと、ヒトのカラダの中でもっとも大きな皮筋だから。**二重あごやフェイスラインのたるみが気になるときはこの筋肉を鍛える**のも良いですね。左のマンガのように唇を突き出すと、効果有です。

☑ **停止**
下顎骨（下縁）、顔面下部の皮膚、口角

☑ **起始**
頸部下部と胸部上部の皮膚

245

LESSON 8 頭頸部

口を開けるときに舌骨の位置を固定
名前だけ覚えておきたい頭頸部の筋肉

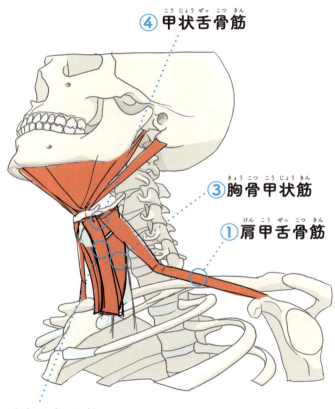

④ 甲状舌骨筋
③ 胸骨甲状筋
① 肩甲舌骨筋
② 胸骨舌骨筋

舌を支え、口を開けるときに動く「舌骨」の動きをサポートするのが舌骨下筋群です。物を飲み込むときに力を発揮します

---

① 肩甲舌骨筋 Omohyoid

（停止）舌骨体　（起始）肩甲骨の上縁

---

② 胸骨舌骨筋 Sternohyoid

（停止）舌骨体　（起始）胸骨柄と胸鎖関節後面

---

③ 胸骨甲状筋 Sternothyroid

（停止）甲状軟骨の斜線　（起始）胸骨柄の後面

---

④ 甲状舌骨筋 Thyrohyoid

（停止）舌骨体　（起始）甲状軟骨の斜線

暗記リストを使って筋肉の名称と働きを覚えていきましょう。覚えたい列を隠すことで、効率良く暗記することができますよ。

筋肉暗記リスト

筋肉名	支配神経	起始
腸肋筋	第8頸神経 - 第1腰神経（後枝の外側枝）	頸腸肋筋：第3-7肋骨／胸腸肋筋：第3-12肋骨／腰腸肋筋：仙骨、腸骨稜、胸腰筋膜
最長筋	第1頸神経 - 第5腰神経（後枝の外側枝）	頭最長筋：第4-7頸椎（横突起、前結節）、第1-3胸椎（横突起）／頸最長筋：第1-6胸椎（横突起）／胸最長筋：仙骨、腸骨稜、腰椎（棘突起）、下位胸椎（横突起）
棘筋	脊髄神経の後枝	頸棘筋：第5頸椎 - 第2胸椎（棘突起）／胸棘筋：第10胸椎 - 第3腰椎（棘突起の外側面）
回旋筋	脊髄神経の後枝	第1-12胸椎
多裂筋	脊髄神経の後枝	第4腰椎 - 第5腰椎の横突起および仙骨
半棘筋	脊髄神経の後枝	頭半棘筋：第4頸椎 - 第7胸椎（横突起、関節突起）／頸半棘筋：第1-6胸椎（横突起）／胸半棘筋：第6-12胸椎（横突起）
大胸筋	内側・外側胸筋神経（C5-T1）	鎖骨部：鎖骨（内側半分）／胸肋部：胸骨と第1-6肋軟骨／腹部：腹直筋鞘（前葉）
外肋間筋	肋間神経（T1-T11）	隣接する上位の肋骨の下縁
内肋間筋	肋間神経（T1-T11）	隣接する下位の肋骨の上縁
横隔膜	頸神経叢の横隔神経（C3-C5）	肋骨部：第7-12肋骨（肋骨弓の下縁の内面）／腰椎部：第1-3腰椎体、椎間円板、（右脚・左脚として）前縦靱帯（内側部）、内側・外側弓状靱帯（外側部）／胸骨部：剣状突起の後面
小円筋	腋窩神経（C5、C6）	肩甲骨（外側縁）
棘上筋	肩甲上神経（C4-C6）	肩甲骨（棘上窩）
棘下筋	肩甲上神経（C4-C6）	肩甲骨（棘下窩）
外腹斜筋	肋間神経（T7-T12）	第5-12肋骨（外側面）
内腹斜筋	肋間神経（T7-T12）、腸骨下腹神経、腸骨鼠径神経	胸腰筋膜（深層）、腸骨稜（中間線）、上前腸骨棘

とっても大事な筋肉を厳選したよ。しっかり覚えよう。

覚えておきたい筋肉はまだあるけどまずはコレだけおさえてね！

停止	主な働き	重要度
頸腸肋筋：第4-6頸椎（横突起）／胸腸肋筋：第1-6肋骨／腰腸肋筋：第6-12肋骨、胸腰筋膜（深葉）、上位腰椎（横突起）	脊柱の伸展、同側に側屈	★★
頭最長筋：側頭骨（乳様突起）／頸最長筋：第2-5頸椎（横突起）／胸最長筋：第2-12肋骨、腰椎（横突起）、胸椎（横突起）	脊柱の伸展、脊柱を同側に側屈、頭部の後屈、頭部を同側に側屈、回旋	★★
頸棘筋：第2-5頸椎（棘突起）／胸棘筋：第2-8胸椎（棘突起の外側面）	頸胸部の脊柱を伸展、頸胸部の脊柱を同側に側屈	★
第6頸椎から第11胸椎の棘突起	頸部の脊柱を伸展、脊柱を反対側に回旋	★
第5腰椎の棘突起	頸部の脊柱を伸展、脊柱を同側に側屈させ、反対側に回旋	★
頭半棘筋：後頭骨（上項線と下項線の間）／頸半棘筋：第2-5頸椎（棘突起）／胸半棘筋：第6頸椎-第4胸椎（棘突起）	頸胸部の脊柱を伸展、頭部の後屈（頭椎関節を安定化させる）、頭部と頸胸部の脊柱を同側に側屈させ、反対側に回旋	★
上腕骨（大結節稜）	上腕の内転・内旋、前方挙上、肩が固定されている場合には呼吸を補助	★★★
隣接する下位の肋骨の上縁	肋骨を挙上する、肋間隙を支持し胸郭を安定する	★★
隣接する上位の肋骨の下縁	呼気時に肋骨を引き下げる	★★
腱中心	呼吸において最も重要な筋肉。腹腔内臓への加圧を助ける	★★★
上腕骨（大結節）	上腕の外旋、弱い内転作用もある	★★
上腕骨（大結節）	上腕の外転	★★
上腕骨（大結節）	上腕の外旋	★★
白線、恥骨結節、前腸骨稜	体幹を同側に曲げる、体幹を反対側に回旋させる、屈曲、腹圧を高める、骨盤の固定	★★
第10-12肋骨（下縁）、白線（前・後層）	体幹を同側に回旋させる、体幹を反対側に回旋させる、屈曲、腹圧を高める、骨盤の固定	★★

筋肉名	支配神経	起始
腹横筋	肋間神経（T7-T12)、腸骨下腹神経、腸骨鼡径神経	第7-12肋軟骨（内側面）、胸腰筋膜（深層）、腸骨稜、上前腸骨棘（内唇）
腹直筋	肋間神経（T5-T12)	外側頭：恥骨稜〜恥骨結節／内側頭：恥骨結合前面
腰方形筋	第12肋間神経、第1-4腰神経	腸骨稜と腸腰靱帯
上腕二頭筋	筋皮神経（C5、C6)	長頭：肩甲骨の関節上結節／短頭：肩甲骨の烏口突起
上腕三頭筋	橈骨神経（C6-C8)	長頭：肩甲骨（関節下結節）／内側頭：上腕骨の後面（橈骨神経溝の遠位）内側筋間中隔／外側頭：上腕骨の後面（橈骨神経溝の近位)、外側筋間中隔
三角筋	腋窩神経（C5、C6)	鎖骨部：鎖骨の外側1/3／肩峰部：肩峰／肩甲棘部：肩甲棘
広背筋	胸背神経（C6-C8)	椎骨部:第7-12胸椎の棘突起、胸腰筋膜／肩甲骨部:肩甲骨（下角）／肋骨部:第9-12肋骨／腸骨部:腸骨稜（後ろ1/3)
僧帽筋	副神経（CNXI)、頸神経叢（C3、C4)	下行部：後頭骨：第1-7頸椎の高さの項靱帯／横行部：第1-4胸椎の高さの腱膜／上行部：第5-12胸椎の棘突起
前鋸筋	長胸神経（C5-C7)	第1-9肋骨
肩甲挙筋	肩甲背神経（C4、C5)	第1-4頸椎の横突起
大菱形筋	肩甲背神経（C4、C5)	第1-4胸椎の棘突起
小菱形筋	肩甲背神経（C4、C5)	第6頸椎、第7頸椎の棘突起
円回内筋	正中神経（C6、C7)	上腕頭：上腕骨の内側上顆／尺骨頭：尺骨の鈎状突起
方形回内筋	正中神経（C8、T1)	尺骨前面（遠位1/4)
回外筋	橈骨神経（C6、C7)	肘頭、外側上顆、外側側副靱帯、橈骨輪状靱帯
長掌筋	正中神経（C7、C8)	上腕骨の内側上顆
手根屈筋	橈側：正中神経（C6、C7)／尺側：尺骨神経（C7-T1)	橈側：上腕骨の内側上顆／尺側：上腕頭：上腕骨の内側上顆／尺骨頭：尺骨の肘頭
浅指屈筋	正中神経（C8、T1)	上腕尺骨頭：上腕骨の内側上顆、尺骨の鈎状突起／橈骨頭：橈骨前縁の上半部
深指屈筋	正中神経（C8、T1)、尺骨神経（C8、T1)	尺骨前面（近位2/3)と骨間膜

停止	主な働き	重要度
白線、恥骨稜	体幹を同側に曲げる、腹圧を高める	★★
第5-7肋軟骨、胸骨剣状突起	体幹の屈曲、腹圧を高める、骨盤の固定	★★★
第12肋骨、第1-4腰椎（横突起）	体幹を同側に曲げる、いきみ、呼出、第12肋骨の固定	★
橈骨粗面	屈曲と回外、上腕の前方挙上、上腕骨頭を安定に保つ、上腕骨の外転と内旋	★★★
尺骨の肘頭	伸展、上腕の後方挙上と内転	★★★
上腕骨（三角筋粗面）	上腕の前方挙上、内旋、内転、外転、後方挙上、外旋、内転	★★★
結節間溝の底	上腕の内旋、内転、後方挙上、呼息の補助	★★
下行部：鎖骨（外側1/3）／横行部：肩峰／上行部：肩甲棘	肩甲骨を上内側に引き、関節窩を上方に回す、頭を同側に傾けて対側に回旋する、肩甲骨を内側、下内側に引く	★★★
肩甲骨（内側縁）	挙上した上腕を下げる、肩甲骨を前外側に引く、肩が固定されている場合には肋骨を挙上する（吸息の補助）、肩甲骨の下角を前外側に引く	★★
肩甲骨（上角）	肩甲骨を上内側に引き、下角を内側に動かす	★★
肩甲骨の内側縁（肩甲棘より下の部分）	肩甲骨を安定させる、肩甲骨を上内側に引く	★★
肩甲骨の内側縁（肩甲棘より上の部分）	肩甲骨を安定させる、肩甲骨を上内側に引く	★
橈骨の外側面（回外筋の停止部よりも遠位）	弱い屈曲作用、回内	★
橈骨前面（遠位1/4）	回内、下橈尺関節の安定化	★
橈骨（橈骨粗面と円回内筋停止部の間）	回外	★
手掌腱膜	屈曲、手掌腱膜を緊張させる	★
橈側：第2中手骨底（変異：第3中手骨底）／尺側：豆状骨、有鈎骨鈎、第5中手骨底	屈曲・外転（橈側偏位）・内転（尺側偏位）	★★★
第2-5指の中節骨（両縁）	屈曲	★★★
第2-5指の末節骨（掌側面）	屈曲	★★

筋肉名	支配神経	起始
長母指屈筋	正中神経（C8、T1）	橈骨前面（中央1/3）と骨間膜
長母指外転筋	橈骨神経（C7、C8）	橈骨と尺骨の後面、骨間膜
総指伸筋	橈骨神経（C7、C8）	共通頭：上腕骨の外側上顆
虫様筋	第1、2虫様筋：正中神経（C8、T1）／第3、4虫様筋：尺骨神経（C8、T1）	第1・第2：深指屈筋腱（橈側縁）／第3・第4：深指屈筋腱（隣接する2腱の橈側縁と尺側縁から起始する、2頭）
大腰筋	腰神経叢から直接でる枝（L2、L4）	浅層：第12胸椎 – 第4腰椎の椎骨と椎間円板（外側面）／深層：第1– 5腰椎の椎骨（肋骨突起）
小腰筋	腰神経叢からの直接の枝（L2-L4）	第12胸椎、第1腰椎、および椎間円板（外側面）
腸骨筋	大腿神経（L2-L4）	腸骨窩
大殿筋	下殿神経（L5-S2）	仙骨（後面の外側部）、腸骨（殿筋面の後部）、胸腰筋膜、仙結節靭帯
梨状筋	仙骨神経叢から直接出る枝（S1、S2）	仙骨の前面
双子筋	上双子筋：仙骨神経叢から直接出る枝（L5、S1）	上双子筋：坐骨棘／下双子筋：坐骨結節
閉鎖筋	内閉鎖筋：仙骨神経叢から直接出る枝（L5、S1）／外閉鎖筋：閉鎖神経（L3、L4）	内閉鎖筋：閉鎖膜とこれを縁どる恥骨と坐骨の内面／外閉鎖筋：閉鎖膜とこれを縁取る骨の外面
大腿方形筋	仙骨神経叢から直接出る枝（L5、S1）	坐骨結節の外側縁
大内転筋	内側部：脛骨神経（L4）／外側部：閉鎖神経（L2-L4）	恥骨下肢、坐骨枝、坐骨結節
薄筋	閉鎖神経（L2、L3）	恥骨下肢（恥骨結合より下方の部分）
恥骨筋	大腿神経、閉鎖神経（L2、L3）	恥骨櫛
内転筋	長内転筋：閉鎖神経（L2-L4）／短内転筋：閉鎖神経（L2、L3）	長内転筋：恥骨上枝、恥骨結合の前面／短内転筋：恥骨下枝
大腿直筋	大腿神経（L2-L4）	下前腸骨棘、寛骨臼上縁
内側広筋	大腿神経（L2-L4）	粗線（内側蓋）
外側広筋	大腿神経（L2-L4）	粗線（外側唇）、大転子（外側面）、外側大腿筋間中膜

停止	主な働き	重要度
母指の末節骨（掌側面）	屈曲、外転	★★
第1中手骨底	外転	★★
第2-5指の指背腱膜	伸展、外転	★★★
指背腱膜　第1：第2指／第2：第3指／第3：第4指／第4：第5指	第2-5指：MCP関節の屈曲・PIP・DIP関節の伸展	★
小転子	屈曲、外旋、大腿を固定した状態で片側が収縮すると体幹を同側に曲げる、仰臥位で両側が収縮すると体幹を引き起こす	★★★
恥骨櫛、腸恥隆起、腸骨筋膜：下位の線維は鼡径靱帯に達する	体幹の若干の屈曲	★★
小転子	屈曲、外旋、大腿を固定した状態で片側が収縮すると体幹を同側に曲げる、仰臥位で両側が収縮すると体幹を引き起こす	★★
最上部の筋束：腸脛靱帯／大部分の筋束：殿筋粗面	股関節の伸展・外旋・矢状面および冠状面における股関節の安定化、股関節の外転、股関節の内転	★★★
大腿骨の大転子（尖端）	股関節の外旋・外転・伸展、股関節の安定化	★
大腿骨の大転子（内側面）、内閉鎖筋の腱とともに停止する	歩行時の方向転換、あらゆるスポーツで身体の向きを変える際の軸足の動き	★
内閉鎖筋：大腿骨の大転子（内側面）／外閉鎖筋：大腿骨の転子窩	内閉鎖筋：股関節の外旋、内転、伸展／外閉鎖筋：内転、外旋、矢状面での骨盤の安定化	★
大腿骨の転子間稜	股関節の外旋、内転	★
内側部（腱性の停止部）：大腿骨の内転筋結節／外側部（筋性の停止部）：粗線の内側唇	内転、外旋、伸展、冠状面と矢状面で骨盤を安定化する	★★★
脛骨粗面よりも内側の部分に停止する。停止腱は縫工筋腱や半腱様筋腱とともに鵞足を形成する	内転、屈曲、内旋	★
大腿骨（恥骨筋線、粗線の近位部）	内転、外旋、わずかな屈曲、冠状面と矢状面での骨盤の安定化	★
大腿骨（粗線中央1/3の内側唇）	内転、屈曲（70°までの屈曲位）、伸展（80°以上の屈曲位）、冠状面と矢状面での骨盤の安定化	★★
脛骨粗面（膝蓋靱帯を介して停止する）	屈曲、伸展	★★★
脛骨粗面（膝蓋靱帯、内側膝蓋支帯を介して停止する）	伸展	★
脛骨粗面（膝蓋靱帯、外側膝蓋支帯を介して停止する）	伸展	★

筋肉名	支配神経	起始
中間広筋	大腿神経（L2–L4）	大腿骨体（前面）
大腿筋膜張筋	上殿神経（L4–S1）	上前腸骨棘
大腿二頭筋	長頭：脛骨神経（L5–S2）／短頭：総腓骨神経（L5–S2）	長頭：坐骨結節、仙結節靱帯（半腱様筋と共通頭を形成する）／短頭：粗線外側唇の中央1/3
半膜様筋	脛骨神経（L5–S2）	坐骨結節
半腱様筋	脛骨神経（L5–S2）	坐骨結節、仙結節靱帯（大腿二頭筋の長頭と共通頭を形成する）
腓腹筋	脛骨神経（S1、S2）	大腿骨（内側上顆、外側上顆）
ヒラメ筋	脛骨神経（S1、S2）	腓骨（頭、頸、後面）、脛骨（ヒラメ筋腱弓を介してヒラメ筋線から起始する）
後脛骨筋	脛骨神経（L4、L5）	骨間膜、脛骨と腓骨（骨間膜付着部の近傍）
長趾伸筋	深腓骨神経（L4、L5）	腓骨（前縁）の遠位部
腓骨筋	浅腓骨神経（L5、S1）	長腓骨筋：腓骨（頭、外側面の近位2/3、一部は筋間中隔からも起始する）／短腓骨筋：腓骨（外側面の近位1/2）筋間中隔
胸鎖乳突筋	運動神経：副神経（CN ⅩⅠ）、痛覚と固有覚：頚神経叢（C2、C3）	胸骨頭：胸骨柄／鎖骨頭：鎖骨の内側1/3
斜角筋	頚・腕神経叢（C3–C8）からの直接の枝	前斜角筋：第3–6頚椎の横突起の前結節／中斜角筋：環椎（C1）および軸椎（C2）の横突起、第3–7頚椎の横突起の後結節／後斜角筋：第5–7頚椎の横突起の後結節
側頭筋	下顎神経（CN Ⅴ₃）の深側頭神経	側頭窩（下側頭線）
咬筋	下顎神経（CN Ⅴ₃）の咬筋神経	浅部：頬骨弓（前2/3）／深部：頬骨弓（後1/3）
外側翼突筋	下顎神経（CN Ⅴ₃）の外側翼突筋神経	上頭：蝶形骨の大翼（側頭下稜）／下頭：翼状突起の外側版（外側面）
内側翼突筋	下顎神経（CN Ⅴ₃）の内側翼突筋神経	浅頭：上顎骨（粗面）／深頭：外側翼突板と翼突窩の内側面
眼輪筋	顔面神経（CN Ⅶ）	眼窩内側縁、内側、眼瞼靱帯、涙骨
口輪筋	顔面神経（CN Ⅶ）	皮膚の深層、上側：上顎骨（正中面）／下側：下顎骨

停止	主な働き	重要度
脛骨粗面（膝蓋靱帯を介して停止する）	伸展	★
腸脛靱帯	大腿筋膜の緊張、股関節の外転、屈曲、内旋	★
腓骨頭	伸展、矢状面で骨盤を安定化する、屈曲、外旋	★★★
脛骨の内側顆、斜膝窩靱帯、膝窩筋膜	伸展、矢状面で骨盤を安定化する、屈曲、内旋	★★
脛骨粗面よりも内側の部分に薄筋や縫工筋とともに鵞足を形成して停止する	伸展、矢状面で骨盤を安定化する、屈曲、内旋	★★
踵骨腱（アキレス腱）を介して踵骨隆起に停止する	底屈、屈曲	★★★
踵骨腱（アキレス腱）を介して踵骨隆起に停止する	底屈	★★★
舟状骨粗面、内側・中間・外側楔状骨、第2-4中足骨底	底屈、内反（回外）、縦足弓と横足弓の保持	★
第2-5趾（指背腱膜、末節骨底）	背屈、外反、伸展	★
長腓骨筋：内側楔状骨（足底面）、第1中足骨底／短腓骨筋：第5中足骨粗面（場合によっては第5趾の指背腱膜へ分岐腱を伸ばす）	長腓骨筋：底屈、外反、横足弓の保持／短腓骨筋：底屈、外反	★★★
側頭骨の乳様突起、後頭骨の上項線	同側に頭部を傾け、対側に回転させる、頭部を上に向け、頭部が固定されれば呼吸を助ける	★★★
前斜角筋：第1肋骨の斜角筋結節／中斜角筋：第1肋骨の鎖骨下動脈溝の後側／後斜角筋：第2肋骨の外側面	努力吸息時に上位肋骨を挙上、頸椎を同時に曲げる、頸部の屈曲	★★
下顎骨筋突起（先端と内側面）	下顎骨を引き上げる、下顎骨を後方に引く、下顎骨を外側に動かす	★★
下顎角（咬筋粗面）	下顎骨を引き上げ、前に突き出す	★★
上頭：顎関節（関節円板）／下頭：下顎骨（関節突起）	下顎骨を前に突き出す、下顎骨を外側に動かす	★
下顎角内面の翼突筋粗面	下顎骨を引き上げる	★
眼窩縁の皮膚、上瞼板、下瞼板	眼裂の括約筋として働く（眼瞼を閉じる）、眼瞼部を軽く閉ざす、眼窩部を強く閉ざす（まばたき）	★★
唇の粘膜	口の括約筋として働く、唇を引き締め、突き出す、拡張を抑える	★★

［監修］

坂井建雄（さかい・たつお）
順天堂大学保健医療学部特任教授

大阪府生まれ。大阪府立天王寺高校卒。1978 年に東京大学医学部医学科卒業後、東京大学医学部解剖学教室助手を経て、1984 ～ 1986 年に西ドイツ、ハイデルベルク大学にフンボルト財団の奨学生として留学。1986 年に東京大学医学部助教授、1990 年に順天堂大学医学部解剖学第 1 講座教授、2019 年から現職。解剖学の学習に不可欠な解剖学の教科書・図譜を多数手がけ、『プロメテウス解剖学アトラス』全 3 巻（監訳、医学書院，2007-2008）、『カラー図解 人体の正常構造と機能』第 3 版、全 10 冊（総監修、日本医事新報社，2017）、『臨床のための解剖学』第 2 版（監訳、MEDSi，2016）、『解剖実習カラーテキスト』（医学書院，2013）、『標準解剖学』（医学書院，2017）など、多くの著書は明確で分かりやすい解剖学書としてとても高い人気を集めている。医史学にも造詣が深く、『人体観の歴史』（岩波書店，2008）などを著し、日本医史学会理事長を務めている。

［マンガ・イラスト］

徳永明子（とくなが・あきこ）
イラストレーター・グラフィックデザイナー

グラフィックデザイナーを経て現在はイラストレーターとして挿絵、漫画、キャラクターイラスト、広告美術など手がける。
http://toacco.com/

［メディカルイラスト］

阿久津裕彦（あくつ・ひろひこ）
メディカルイラストレーター、解剖学・美術解剖学講師

博士（医学）。東京藝術大学卒業、同修士課程修了、順天堂大学博士課程修了。医学書等の解剖図作成多数。アート系・メディカル系他の教育機関等で美術解剖学や解剖学のレクチャーを行なっている。自著『立体像で理解する美術解剖』（2016、技術評論社）

本文デザイン 大場君人 **校正** くすのき舎、西進社
編集協力 多聞堂（城所大輔、岩元綾乃） **DTP** 編集室クルー（加藤朝代、角一作）

筋肉のしくみ・はたらきゆるっと事典

監修者 坂井建雄
発行者 永岡純一
発行所 株式会社永岡書店
〒 176-8518 東京都練馬区豊玉上 1-7-14
電話 03（3992）5155（代表） 03（3992）7191（編集）
印刷・製本 クループリンティング

ISBN978-4-522-43621-9 C2047
落丁本・乱丁本はお取替えいたします。
本書の無断複写・複製・転載を禁じます。 ⑨